DEDICATORIA

A Cory, por su constante amor y apoyo en
cualquier circunstancia.
A Alejandro, porque me enseña a buscar mis
sueños.
A Pía, Mónica Y Raúl de quienes siempre
recibo cariño y respaldo.

Este libro está escrito para informar de manera didáctica, los peligros que conllevan el excesivo consumo de azúcar y sus derivados para la salud. En tal sentido usa un lenguaje sencillo y muchos dibujos para que el público que no es especialista pueda entenderlo.

El libro no necesita leerse en orden, se puede leer iniciando de cualquier capítulo, según el mayor interés del lector. El orden en que está diseñado es sugerencia del autor, pero es arbitraria.

El contenido de este libro no intenta servir para diagnosticar, o tratar cualquier enfermedad o dolencia, por lo que no reemplaza la consulta con un médico o especialista. El autor está exento de toda responsabilidad sobre daños y perjuicios, pérdidas o riesgos, personales o de cualquier otra índole, que pudieran producirse por el mal uso de la información aquí proporcionada.

Contenido

INTRODUCCIÓN

En los últimos 30 años, ha aumentado en gran medida la prevalencia de diabetes mellitus tipo 2, obesidad y las enfermedades cardiovasculares en todo el mundo. Según las investigaciones el azúcar tiene un papel clave en el desarrollo de estas y otros padecimientos, disminuyendo la calidad de vida y el aumento del riesgo de muerte de quienes lo padezcan.

El problema es que muchas veces se consume el azúcar sin que sepamos, ya que han sido añadidos a productos como refrescos, pasteles o alimentos precocinados. En este libro aprenderás a cómo encontrar esos azúcares escondidos y saber cuánta azúcar contienen los productos procesados. Cuando termines de leer el libro sabrás identificar y cuantificar los azúcares añadidos en los alimentos procesados.

En su mayor parte el libro está desarrollado como cuentos cortos de personajes quienes han consumido en algún momento de su vida mucha azúcar, lo que les ha traído problemas de salud. Estas historias y las consecuencias a la salud de los personajes son basadas en muchos artículos científicos leídos con mucho cuidado y comparado con otras investigaciones para comprobar su veracidad.

En este libro mientras avanzamos por los diferentes

capítulos vas a encontrar en los párrafos números entre paréntesis (x) que se refieren a los artículos en los que se ha basado esa información, que encontraras en la bibliografía en la parte final del libro.

Recuerda los nombres de los protagonistas son ficticios, cualquier parecido con la realidad es pura coincidencia. De la misma forma los nombres del "Dr. Thany y Dra. Thany" son nombres ficticio que representa a todos los investigadores en este campo y en quechua significa saludable.

Espero que disfrutes leyendo este libro tanto como yo disfrute escribiéndolo.

Muchas gracias.

Armando Felix Zambrano

Tan blanca, tan rica

En casa de María se siente que es sábado por la tarde. Ella y su hija Martita están teniendo su momento "madre e hija", esta vez están mirando un álbum fotográfico. A Martita le sorprende que las fotos de su abuelita sean de color blanco y marrón, las de su madre son en blanco y negro y están impresas en papel, mientras que las fotos de ella se pueden ver en una pantalla a todo color.

Otra cosa que le sorprende a Martita es que en las fotos de su madre y su abuela hay menos personas "gorditas", son más bien delgadas. Martita le pregunta a su mamá: "¿Por qué ahora hay más gorditos que antes?".

María, que antes de embarazarse se interesó en aprender cómo mantener saludable a su familia, le explica que antes no se tenía tanto acceso a alimentos con azucares. "Es el azúcar lo que está causando que cada vez haya más personas con sobrepeso. En la época de la abuelita y cuando yo era niña, comer dulces se hacía en muy pocas ocasiones, ahora se consumen demasiados dulces y bebidas azucaradas", le dijo.

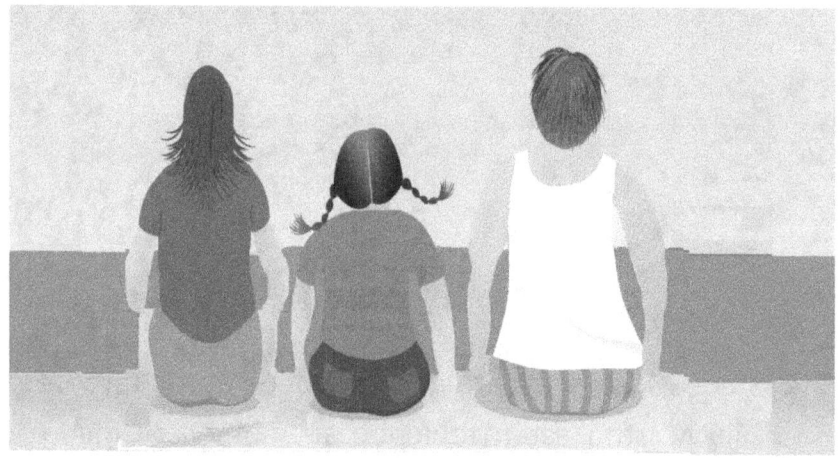

Figura 1: Puesta de Sol 1970.

"¿Y cuál es el problema de ser gordito?", pregunta Martita, María responde: "El problema con tener exceso de grasa en el cuerpo no es la apariencia, sino que provoca muchos problemas para la salud. Cuando tenemos un exceso de grasa en el cuerpo, se altera el funcionamiento de muchos tejidos y órganos, causando diabetes, enfermedades del corazón y de las venas; además, se debilita el sistema de defensa".

María, agrega: "Las personas muchas veces no saben que están consumiendo azúcares porque éstas se encuentran en muchos alimentos procesados. Mira, te voy a leer un artículo sobre esto, e inmediatamente dice: "Esta sustancia blanca que gusta tanto, que está presente en tu casa al alcance de tus hijos y se consume diariamente, se encuentra en casi todos los alimentos procesados. En la actualidad, en el mundo entero se consume azúcar en exceso, por eso el azúcar es señalada por muchas investigaciones como la principal responsable de la pandemia de sobrepeso y las enfermedades relacionadas con ella".

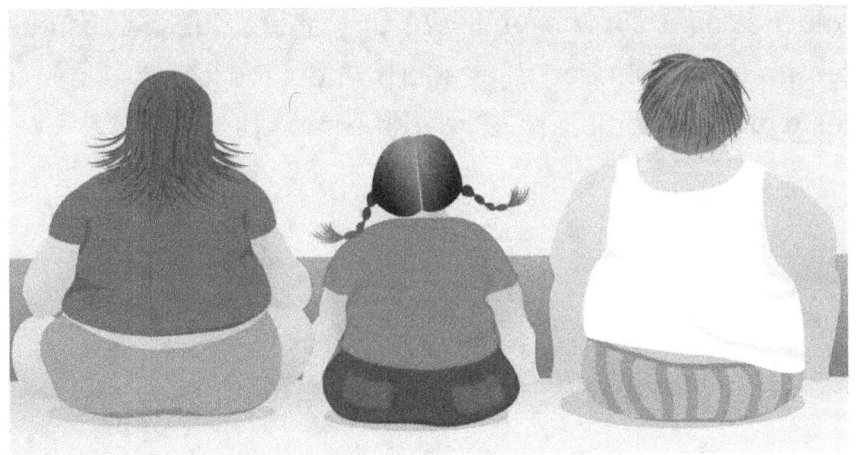

Figura 2: Puesta de Sol 2019.

La lista de alimentos procesados que contienen azúcar es muuuy grande. Y lo que es peor, muchos de ellos están diseñados y dirigidos para los niños, opciones como las leches de crecimiento, "mi primera papilla", "mi primer cereal", "mi primer yogurt", entre otros, tienen cantidades excesivas de azucares libres o añadidos».

María le cuenta a su hijita que por eso en su casa se alimentan diferente, no tienen dulces ni bebidas azucaradas, como la mayoría de sus amiguitos, y por ese mismo motivo ella no está "gordita" y es muy saludable.

Y "¿Por qué el azúcar hace engordar a las personas?" Pregunta Martita: Su madre le explica que el azúcar en exceso se convierte en grasa, que es lo que hace que las personas engorden. Martita vuelve a preguntar y ¿Por qué? Entonces maría sonríe y se siente orgullosa de la curiosidad de su hijita, responde: "las personas han vivido muchos años sin consumir azúcar y ahora que la consume en grandes cantidades el cuerpo no sabe cómo eliminar este exceso, por lo que lo guarda como grasa".

¿Por qué nos gusta tanto el sabor dulce?

Todos los humanos tenemos predilección innata a preferir los sabores dulces, incluso desde el nacimiento, y en todas las edades y culturas alrededor del mundo. Ahora conoceremos porque existe tal predilección.

Guwo y el sabor dulce

Hace 250 000 años, mientras caminaba por la llanura, Guwo vio una manzana en el árbol, y sintió muchas ganas de coger esa fruta rojo brillante, llevársela a la boca y masticarla, quiso sentir el dulzor de ese alimento en sus papilas gustativas. Años atrás, sus antepasados también tuvieron esa misma necesidad de ingerir alimentos dulces para cubrir sus necesidades de energía y nutrientes.

Guwo tiene 20 años y ya sabe que a veces no es fácil encontrar alimentos, él vivió épocas donde había momentos de escasez y no había nada para comer; por eso, cada vez que encontraba frutas o miel comía en grandes cantidades hasta el hartazgo. De esta manera, almacenaba energía en forma de glucógeno y grasa corporal que era necesario para la supervivencia en esas épocas. En la época de Guwo, encontrar estas fuentes de energía ocurría con poca frecuencia, ya que la fruta se encontraba solo en primavera o verano y la miel era escasa, además, si la encontraba, había que enfrentarse a las abejas.

Guwo sabía que el sabor dulce garantizaba consumir y almacenar energía, que se traduce en fuerza para hacer sus tareas diarias. Estos alimentos (miel y frutas) contienen un aporte inmediato de energía (glucosa), así como minerales y vitaminas (130).

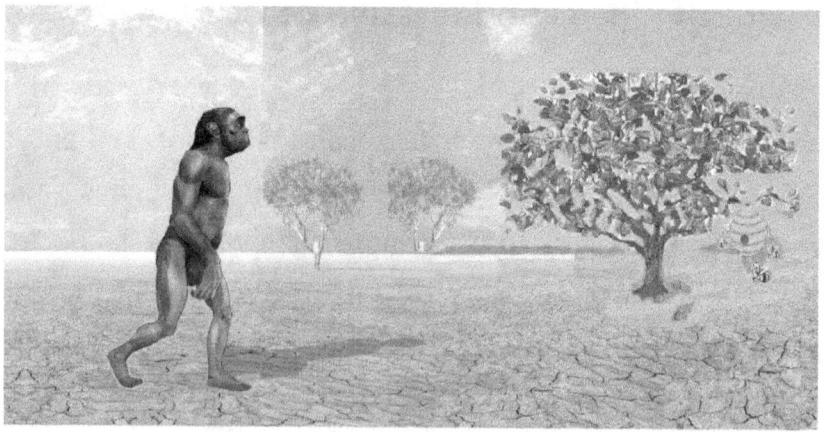

Figura 3: Guwo solo conseguía grandes cantidades de azúcares en muy pocas oportunidades.

Guwo sabía que el sabor dulce además significaba que lo que comía era seguro y no iba a hacerle daño, y el sabor amargo lo relacionaba con sustancias peligrosas, el cual rechazaba. Por ejemplo, el dulzor de una fruta es señal de que está madura y es el mejor momento para ser consumida, a diferencia de cuando aún está verde (108).

Los descendientes de Guwo aprendieron que debían consumir las escasas sustancias dulces disponibles antes que se dañen y aprovechar su aporte de energía (16). En ese entonces, no se podía guardar los alimentos por mucho tiempo, pues se dañaban.

Como vemos, en épocas muy antiguas la preferencia por el sabor dulce fue muy importante para la supervivencia de los humanos, al asegurar el consumo de calorías necesario para hacer sus tareas diarias.

Control de la energía en el cuerpo

El sabor dulce potencia el deseo por comer más y más

El mayor consumo de alimentos dulces, incluso los que contienen edulcorantes bajos en calorías, tiende a provocar un mayor consumo de alimentos, conozcamos a Santiago.

Santiago vive en nuestros tiempos, él vive y trabaja muy apresurado. Cuando los depósitos de energía de Santiago están bajos, sus células emiten señales de falta de energía. Estas señales llegan al cerebro (el hipotálamo) y desencadenan la sensación de hambre (figura 4). El hipotálamo se encarga de regular la cantidad de energía que necesita el cuerpo para que funcione adecuadamente. Este activa un mecanismo que estimula la "necesidad" de comer para reponer las energías y nutrientes gastados.

Después de que Santiago come, la glucosa llena de energía sus células y estas emiten unas señales a su cerebro para que sienta saciedad (figura 5). Él ahora está satisfecho, entonces su cerebro responde dando órdenes para que deje de comer. Este es un sistema de control saludable de ingesta (homeostasis), el cual regula que comamos solo lo suficiente para suplir la energía y nutrientes que usamos durante el día.

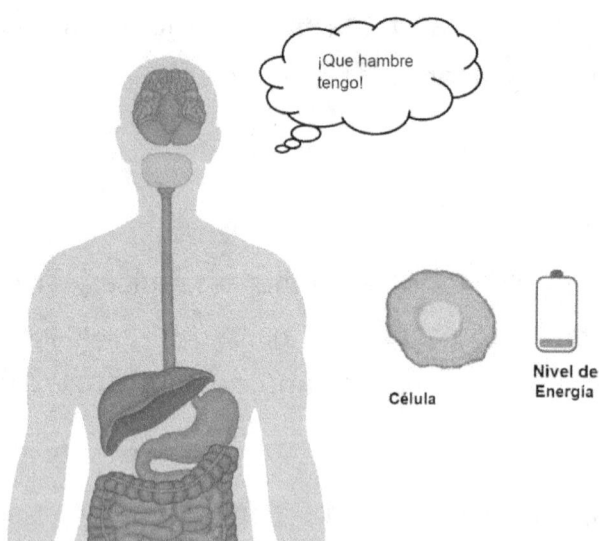

Figura 4: Cuando los niveles de energía de las células están bajos se produce la sensación de hambre.

En el hipotálamo de Santiago también se encuentra un grupo de neuronas que al activarse, por la liberación de dopamina, dan sensación de placer. La región del placer se activa, por ejemplo, al encontrarnos con un amigo o familiar querido al que no vemos desde hace mucho tiempo, cuando estamos con sed y hallamos un vaso con agua fresca y, por supuesto, durante el sexo. Este mismo sistema también impulsa y estimula las ganas de comer por placer, lo que se conoce como comer por "gula". A Santiago el sabor dulce le produce goce, ya que se activan esas neuronas del cerebro relacionados con el placer (160). Estas funciones son herencias evolutivas desde las épocas de Guwo que están relacionadas con actividades que aseguran la supervivencia de la especie humana.

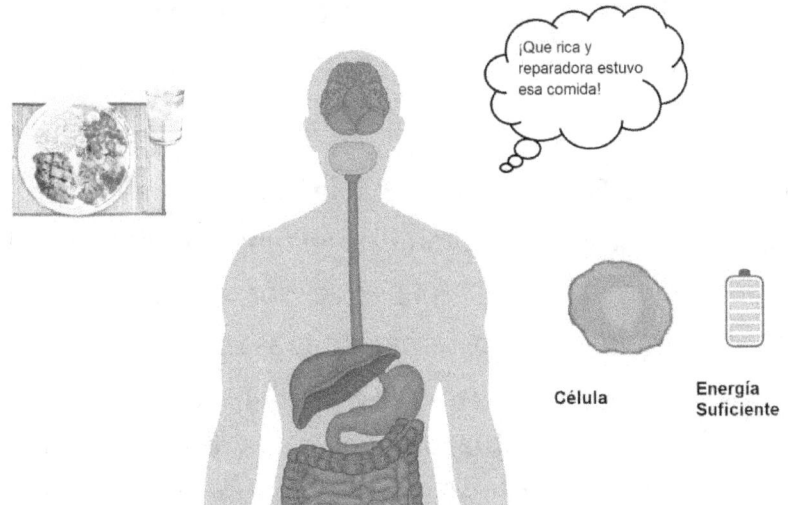

Figura 5: Después de comer, las células se llenan de energía y Santiago se siente satisfecho.

Por eso, cuando Santiago come o incluso solo mira

alimentos ricos en azúcar, en su cerebro se libera dopamina (que es la hormona de la felicidad, el placer y también la responsable de las adicciones). Esta liberación de dopamina puede anular su sistema de control saludable de ingesta y estimular de forma muy potente la región del placer, impulsando a Santiago a comer más por placer que por necesidad y así, consumir más calorías que las que necesita y por su puesto ganar peso.

Cada vez que Santiago se "consiente" con una porción de su pastel favorito y/o un vaso de bebida azucarada, en su cerebro se liberan grandes cantidades de dopamina y otras sustancias que le despiertan fuertes sentimientos de placer. Por ese motivo, a Santiago le resulta difícil tomar la decisión de dejar de comer alimentos azucarados (figura 6). Incluso a veces pierde el control y se da atracones de dulces (19).

En épocas de Guwo, cuando había períodos de escasez de alimentos y la comida diaria no estaba garantizada, éste podía comer más por "gula" que por necesidad porque almacenaba energía en forma de grasas (53) que en días de escases servían de reserva y se iban gastando poco a poco. Pero en la actualidad, en cada esquina Santiago encuentra a su alcance alimentos con muchas calorías y su consumo excesivo puede convertirse en importantes problema de salud como: obesidad, diabetes tipo 2, enfermedades cardiacas, etc.

Cuando Santiago come alimentos con alto contenido de azúcares satisface dos aspectos: el aporte de energía y el placer del sabor. Santiago debe saber que comer productos azucarados por mucho tiempo afecta a su control saludable de ingesta, el cual reduce su capacidad de regular su consumo general y, por lo tanto, disminuye su habilidad de resistirse a los alimentos ricos en grasas y azúcar. Algunos investigadores definen esto como "cerebro obeso", que contribuye a que muchas personas padezcan sobrepeso y obesidad (75), ya que comen más de lo que realmente su cuerpo necesita. Las personas con obesidad tienen mayor predilección por la comida, especialmente por los alimentos procesados con alto contenido en grasa y azúcar añadida (154).

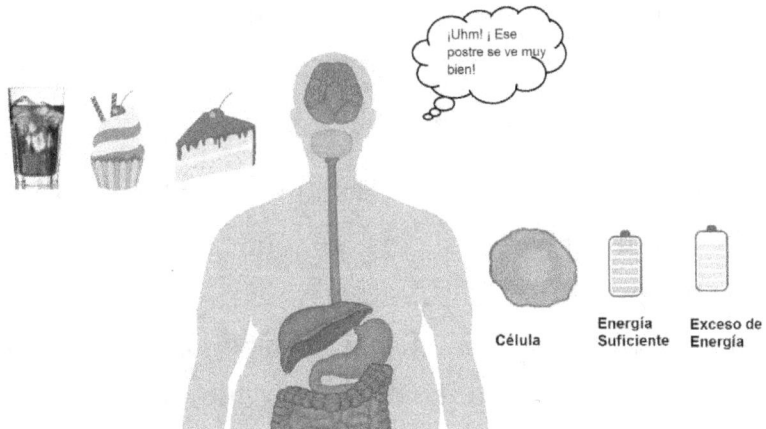

Figura 6: Cuando hay estímulos de alimentos con azúcar, el sistema de control saludable se anula y solo funciona el sistema del placer, por lo que se come más de lo que se necesita.

Las personas con "cerebro obeso" están habituadas a alimentos con alta carga de azúcar y grasas, lo que las hace consumir más cantidad de esas sustancias para sentir satisfacción. Por ejemplo las personas delgadas tienen una mayor liberación de dopamina cerebral que las personas obesas cuando reciben como estímulo una misma bebida azucarada. Las personas obesas necesitan comer más para sentir ese grado de placer, ahora conozcamos a Juan.

Juan es un amigo de Santiago y padece obesidad, por ese motivo, su apetito es desenfrenado, pues no siente la misma sensación de placer después de comer un alimento azucarado. Esto sucede porque en su cerebro se produce una disminución de dopamina después de comer un alimento dulce, por eso tiene menor sensación de saciedad, lo que lo lleva a comer más alimentos, mayor consumo de calorías y, por consiguiente, a ganar más peso (163). Es como si su cerebro estuviera acostumbrado al dulzor y cada vez necesitara más para sentirse satisfecho.

Algunas personas también relaciona el sabor dulce con felicidad, y muchos productos alimenticios se aprovechan de ello y elaboran estrategias de marketing para convencerte que el consumir tal o cual bebida azucarada o chocolate te va a hacer sentir feliz, conozcamos un poco más.

Cuando Santiago ingiere alimentos azucarados se produce una rápida liberación de dopamina en su cerebro que le produce placer, por lo que en ese momento se siente bien emocionalmente (42). La dopamina se conoce como "la hormona de la felicidad" por sus efectos en el estado de ánimo, el apetito y en las emociones. Cuando el cerebro de Santiago tiene niveles bajos de dopamina, puede sentirse deprimido; si en ese momento el consume un alimento dulce (chocolate, bombones, pasteles, entre otros), se libera una gran cantidad de dopamina, dando lugar a una falsa sensación de alegría y felicidad. Por eso algunas personas sienten la necesidad de correr a comprar estos alimentos cuando están tristes. La ingesta de azúcares estimula el efecto placentero e impulsa en Santiago la búsqueda constante de comer alimentos con alta cantidad de azúcar para sentirse mejor.

En la actualidad, en la ciudad donde vive Santiago, y en todo el mundo, ha aumentado el consumo de alimentos con azúcares añadidos, ya que casi el 80% de los alimentos procesados contienen azúcares. Este aumento en la ingesta de alimentos dulces está relacionado con el incremento del número de personas con sobrepeso.

Los alimentos dulces son uno de los placeres legales más intensos que se pueden experimentar en nuestros días, dice el "Dr. Thany" (88). Las ganas de comer alimentos dulces por placer son mayores que las verdaderas necesidades energéticas, ya que los requerimientos energéticos están cubiertos con una dieta equilibrada con frutas, verduras, cereales integrales y menestras.

Aunque el deseo de consumir alimentos dulces está influenciado por la evolución, como un rasgo heredado de supervivencia, que para las épocas de Guwo era necesario, en nuestro mundo actual ya no es necesario y restringir los alimentos con azúcar añadido puede significar la diferencia entre una buena y mala salud (78).

A pesar de la hipótesis del Dr. DiNicolantonio (42) y otros investigadores que consideran el azúcar una sustancia adictiva con características similares a las de las drogas ilegales (como la cocaína), esto no es así. En los humanos no hay pruebas de que el azúcar provoque adicción, ya que quienes deciden dejar de consumirla no tienen síntomas físicos de abstinencia como los adictos a las drogas ilegales. Asimismo, el consumo de azúcar no cumple con los requisitos del Manual de Diagnóstico y Estadística de los Trastornos Mentales (5ª edición DSM-5 por la American Psychiatric Association, 2016) para ser considerado adictivo.

Aunque el azúcar, en teoría, no es adictivo, lo que sí está claro es que estimula de forma muy potente los centros del placer y recompensa y puede aumentar las ganas de comer más y más. Estas conductas pueden llevar a algunas personas a no tener control sobre la cantidad y calidad de sus alimentos, y por consiguiente consumir más calorías que las necesarias, aumentando de peso y sus probabilidades de tener pobre salud.

"Programación mental"

Muchas veces de forma inconsciente programamos el cerebro de los niños para que tengan mayor predilección por los sabores dulces.

Isabel está embarazada y le gusta "consentirse" comiendo pasteles y bebidas azucaradas. Mientras tanto, en el pequeño cerebro de su hijo que está en su vientre, las neuronas que controlan su apetito ya se están desarrollando en el hipotálamo, que como hemos visto es muy importante para regular la energía de todo el cuerpo. Exponer a los bebes en formación a grandes cantidades de azúcar en esta etapa puede interrumpir su desarrollo saludable, creando predisposición a comer en exceso y a tener problemas con el control de la glucosa, lo que traería enfermedades como la diabetes 2 y obesidad (40).

El sistema de recompensa y placer, que tenemos en el cerebro, es importante para determinar las preferencias de sabores alimentarios, (38). La dopamina estimula el hipotálamo del pequeño feto en formación, de tal manera que cada vez que Isabel come alimentos dulces, se estimula la síntesis y liberación de dopamina que se relaciona con el placer, lo que va a predisponer al niño a tener una fuerte preferencia por los sabores dulces (63).

Las preferencias gustativas del niño se definen

fuertemente durante la etapa fetal. Lo que coma la madre, va a tener mayor influencia que la dieta que siga el niño después de nacer (157). Una amiga de Isabel que también estaba embarazada comía muchas zanahorias, cuando nació su hijo, este tuvo una gran predilección por el sabor de la zanahoria en comparación con otros bebés que sus madres no consumieron ese alimento durante el proceso de gestación (105).

Una enfermera le contó a Isabel que los niños prematuros lactan con más fuerza y con más frecuencia si previamente al pezón de la madre se le ha impregnado agua con azúcar (99) lo que en este caso ayuda a su supervivencia.

Las madres pueden colaborar en determinar, según sus propias preferencias de alimentos, los gustos de sus hijos, mientras más alimentos dulces consuma ella, más predilección por alimentos dulces va a tener su hijo, lo que le puede traer problemas de salud en el futuro.

Hay muchos factores que explican la predilección innata por el sabor dulce, que fue necesario en la antigüedad para sobrevivir en épocas donde los alimentos eran escasos, pero en estos tiempos actuales esa predilección por lo dulce nos predispone a una mala salud.

Los humanos tenemos suficiente fuerza de voluntad, y si lo decidimos, podemos disminuir y dejar de consumir alimentos dulces para tener una mejor salud.

¿Cómo se convierte la comida en energía?

Para explicar este maravilloso proceso, vamos a explicarlo como quien visitamos un museo.

De visita al Museo del Azúcar

Alfredo y sus compañeros visitan el Museo del Azúcar, allí siguen las indicaciones de la guía, una amable muchacha estudiante de Nutrición. Ella se presenta y pregunta: "¿por qué necesitamos comer?"

Los chicos levantan la mano y responden casi todos "por hambre". Entonces ella vuelve a preguntar: "¿por qué tenemos hambre?", ante el silencio de los chicos ella explica: "La necesidad de comer está ligada a nuestro instinto básico de supervivencia. Los alimentos son la fuente de energía esencial para que nuestro organismo funcione. Pero no solo requerimos energía, también otros nutrientes son necesarios para el perfecto funcionamiento de todo el cuerpo, como vitaminas, minerales, etc."

La guía del Museo dice que los alimentos que nos brindan energía son las grasas, las proteínas y los carbohidratos, estos últimos comúnmente se les llama azúcares. También añade que los seres humanos tenemos un complejo sistema que ha evolucionado durante millones de años que regula la cantidad de lo que comemos para saciar el hambre y nuestras necesidades de energía. Este sistema es conocido como el control saludable de ingesta y se encuentra en el hipotálamo (cerebro) el cual vigila y regula la cantidad de energía y nutrientes que necesita el organismo, es el encargado de moderar la cantidad de alimentos que debemos ingerir para controlar el peso corporal.

Ahora ella pregunta al grupo: **"¿qué es el azúcar?"**

Después de algunas respuestas de los chicos, ella contesta recordando que se llama azúcar a todos los carbohidratos que después de ser ingeridos y metabolizados en el organismo se transforma en fuentes de energía, principalmente en glucosa. Otros tipos de azúcares son la fructosa y la galactosa.

"Un gramo de azúcar (carbohidrato) nos aporta 4 kcal de energía que sirven para que el cuerpo funcione bien", explica la guía.

Ella cuenta que los carbohidratos están presentes en la mayoría de los grupos de alimentos como: cereales, tubérculos, legumbres, frutos secos, verduras, hortalizas, frutas, pan, pasta, lácteos, etc...

100 gr de Azúcar

Nombre	Cantidad	Unidad
Energía	375	Kcal
Proteínas	0	gramo
Grasas (lípidos)	0	gramo
Carbohidratos	100	gramos
Azúcares	100	gramos
Sodio (Na)	0	mg

Figura 7: Cuadro nutricional del azúcar de mesa, solo tiene calorías sin ningún nutriente.

En otra área del museo hay una degustación de muchos tipos de azúcar, algunos son el azúcar blanco, azúcar morena, azúcar *glass*, edulcorantes, entre otros. La guía aprovecha para explicar que, básicamente, las diferencias entre cada una son solo en apariencia y el uso que se le da, pues todas, con excepción de los edulcorantes, son sacarosa.

En el museo hay una sala dedicada especialmente a la sacarosa (azúcar de mesa).En el centro de esta sala hay un gran cubo rectangular de color blanco cristalino, es un terrón de azúcar gigante, que al verlo de cerca se aprecian miles de ladrillos hexagonales de glucosa y fructosa unidos en pareja. La guía del museo explica a los visitantes que ese cubo es el azúcar de mesa que todos tenemos en casa. "Esta es un terrón gigante", dice, "pero generalmente se presenta en polvo de cristales pequeños y está compuesto de glucosa y fructosa".

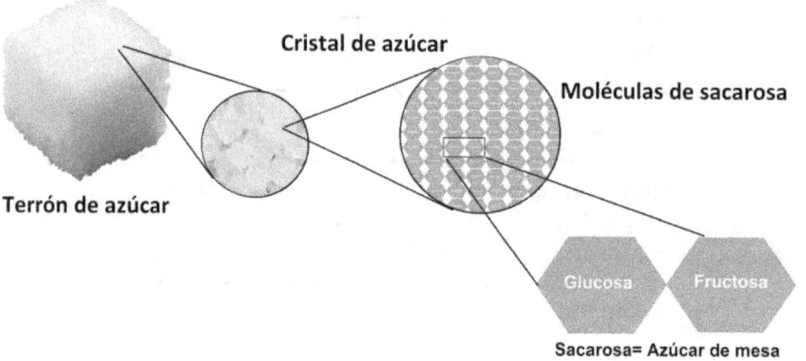

Figura 8: El terrón de azúcar está compuesto por miles de moléculas de sacarosa o azúcar de mesa, que a su vez está formada por glucosa y fructosa.

La guía y los chicos pasan a una pequeña sala dedicada a la glucosa. Hay pequeños vasos de papel con un polvo blanco que todos prueban. "Es ligeramente dulce", comentan. "La glucosa es uno de los azúcares más pequeños", dice la guía, "es fácil para el organismo absorber y obtener la energía de la glucosa".

La glucosa se encuentra en los alimentos naturales y procesados, junto con otras sustancias. En los alimentos naturales se encuentra en forma de almidón mezclado con la fibra y vitaminas. En los alimentos procesados muchas veces está en forma de harina o azúcar de mesa.

"La glucosa es el combustible natural de todas las células del cuerpo, es la molécula encargada de suministrar energía vital a todos los tejidos y órganos para su buen funcionamiento", dice la guía. A su vez, añade que se encuentra en la sangre disponible para todas las células, y para una buena salud su concentración oscila entre 70 y 100 mg por decilitro (dL) cuando se mide en ayunas. "Si una persona tiene mayor cantidad de glucosa en sangre, probablemente tiene una enfermedad llamada diabetes", explica.

En la siguiente sala está la fructosa, un carbohidrato primo de la glucosa presente en las frutas, por eso todas las frutas son dulces. Pequeños vasos de papel contienen cristales blancos que al probarla todos sienten que es más dulce que la glucosa.

Desde la época de Guwo, su consumo fue moderado, proveniente solo de la fruta y la miel de abeja. Pero desde hace unos 50 años su consumo ha aumentado con la mayor ingesta de sacarosa (azúcar de mesa) y jarabe de maíz de alta fructosa (JMAF). La guía explica que en la actualidad la principal fuente de fructosa son las bebidas endulzadas con sacarosa o JMAF. Nuestro organismo no está preparado ni diseñado para consumir fructosa en grandes cantidades. El exceso de su ingesta siempre va a traer problemas de salud, porque favorece la formación y almacenamiento de mayor cantidad de grasa.

En la siguiente sala del Museo del Azúcar la guía explica que el almidón es la principal fuente de energía de los seres humanos, usado desde los antepasados de Guwo. El almidón está presente en muchos alimentos de origen vegetal; es una molécula grande compuesta por pequeñas moléculas de glucosa. El almidón es considerado el azúcar de reserva de la mayoría de los vegetales. Lo encontramos principalmente en legumbres, cereales y sus derivados, frutas, y tubérculos. Los productos con harinas blancas contienen gran cantidad de almidón.

En esta sala hay muchas láminas que muestran en qué alimentos hay mayor cantidad de almidón y también cómo el almidón se convierte en glucosa.

La maqueta más grande y bonita, llena de colores, es la que explica qué ocurre cuando comemos alimentos que contienen carbohidratos como papa, arroz, frutas. Estos contienen gran cantidad de almidón, que es un tipo de carbohidrato formado por varias cadenas de glucosa (parecen collares de perlas entrelazados).

Cuando masticamos estos alimentos, los trituramos en

porciones más pequeñas hasta obtener almidones. Estos son "cortados" en la boca por las enzimas que empiezan a dividir el almidón en cadenas más pequeñas (figura 9).

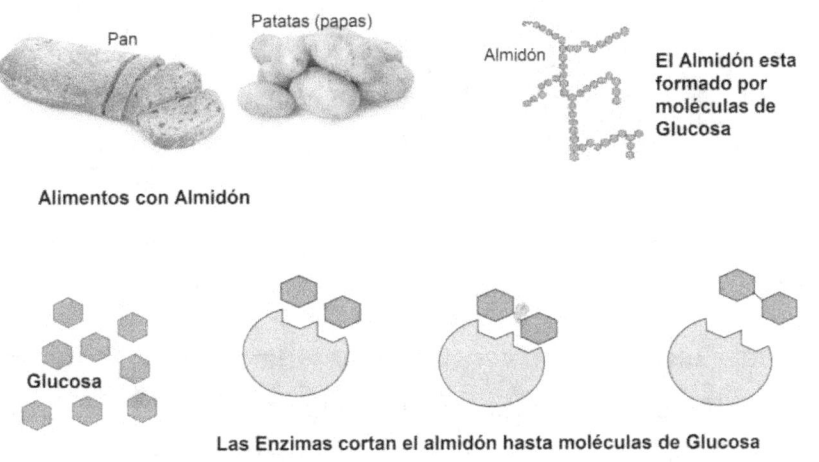

Figura 9: Cuando comemos un alimento con almidón este es digerido hasta convertirse en simples moléculas de glucosa.

Finalmente en el intestino, el proceso de digestión finaliza con una enzima llamada amilasa intestinal, la cual termina de "cortar" las cadenas de almidón hasta quedar solo moléculas de glucosa como si fueran las perlas separadas de un rosario. De esta forma, al ser moléculas más pequeñas pueden ser absorbidas por las células del intestino, conocidas como enterocitos, encargadas de asimilar todos los nutrientes que comemos (figura 10).

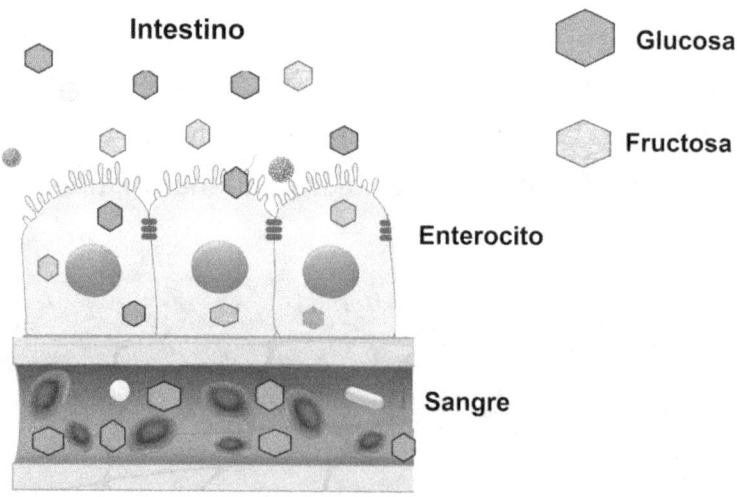

Figura 10: Forma en que la fructosa y glucosa son absorbidas por las células del intestino (enterocitos). (Pepin, Stanhope, & Imbeault, 2019).

En otra maqueta se ven pequeños hexágonos turquesas que representan la glucosa que ingresa a los enterocitos. Estos llegan a la sangre y por la vena llamada "porta" se dirigen al hígado. En el hígado, la glucosa se convierte en glucógeno, que es un depósito de energía que se guarda en ese órgano y en los músculos. El glucógeno está formado por varias moléculas de glucosa como racimos muy apretados que el cuerpo lo va a usar en los momentos que estamos en ayunas. Cuando el hígado y los músculos tienen las reservas llenas de energía con glucógeno, gran parte de la glucosa ingerida va directamente a la sangre (124) para ser usada por todas las células del organismo como fuente de energía (figura 11).

Todas las células necesitan de la glucosa para vivir y funcionar de forma óptima, y de la insulina, para que abra las compuertas. Una vez dentro de las células, la glucosa será usada como energía para el buen funcionamiento celular.

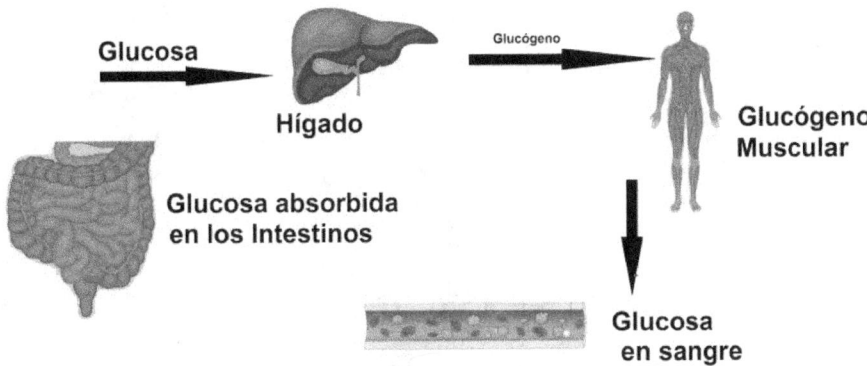

Figura 11: Ruta de la glucosa: La glucosa de la sangre se distribuye a todas las células del organismo; en el hígado es transformada en glucógeno que se almacena ahí y los músculos.

"La glucosa de la sangre tiene que entrar a las células", explica la guía. Para ello, usa otras tres maquetas que muestran la secuencia de cómo se realiza este proceso. Primero la hormona insulina abre las compuertas de las células (como si fuera una llave en una cerradura), luego que las compuertas se abren, la glucosa entra a las células, cada vez entra más glucosa a la células, y así, disminuye la concentración de glucosa en sangre (figura 12).

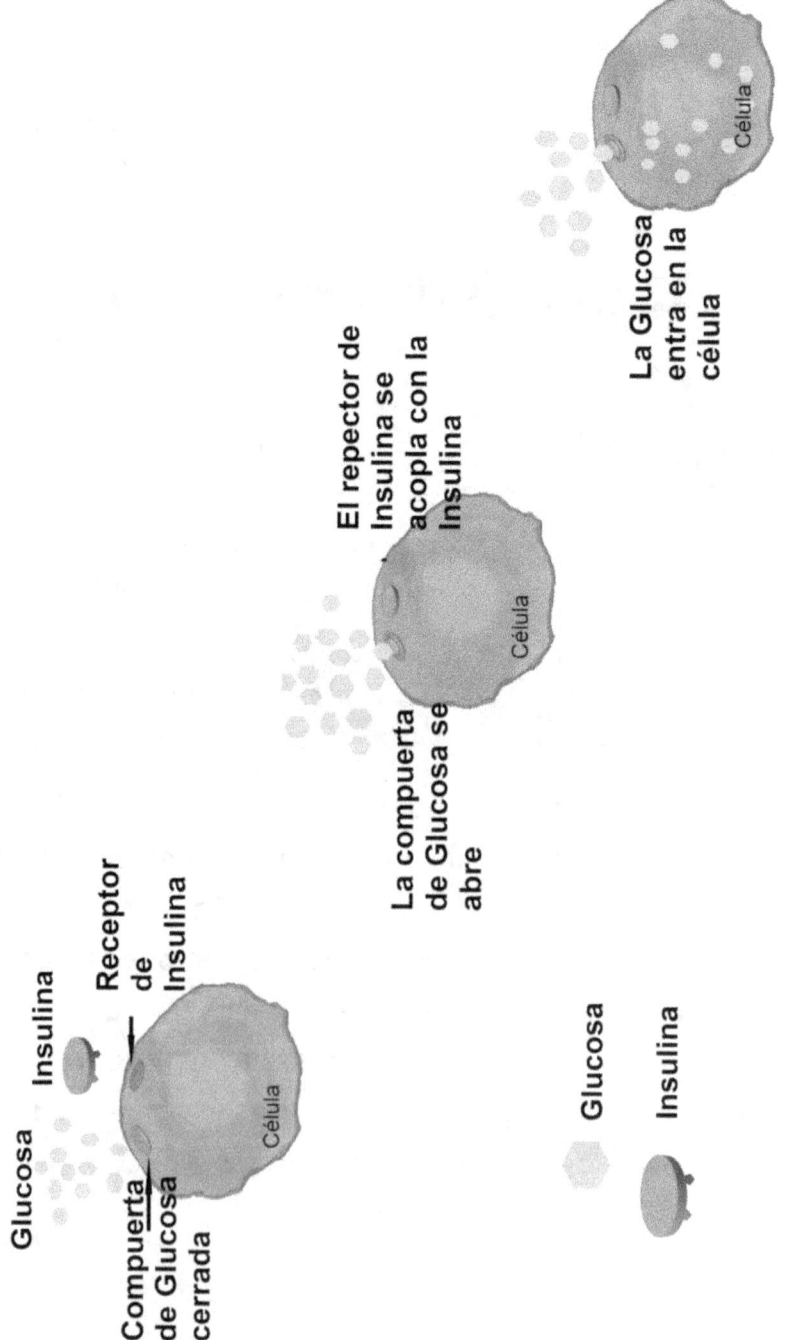

Figura 12: Secuencia que ilustra cómo la glucosa entra a la célula gracias

a la Insulina.

Alguien levanta la mano y pregunta: "¿qué pasa si todavía sobra glucosa en la sangre?". La guía explica que el exceso de glucosa en la sangre se llama hiperglucemia y provoca alteraciones en el funcionamiento del organismo. Para evitar que haya demasiada glucosa en la sangre por un largo período, el organismo guarda el exceso como glucógeno, pero cuando los depósitos de glucógeno ya están llenos, el excedente se almacena como grasa.

Inmediatamente la guía muestra una maqueta gigante y advierte que cuando hay niveles elevados de azúcares estos se convierten en grasas en el hígado, y se liberan en la sangre como gotitas grasosas llamadas triglicéridos, que son nocivas para la salud (figura 13). El aumento de grasa en el hígado facilita la producción de colesterol malo (LDL) (1), triglicéridos en la sangre que también se puede acumular en los músculos, favoreciendo el desarrollo de resistencia a la insulina y más adelante diabetes.

Uno de los visitantes levanta la mano y pregunta: "¿por qué todo el exceso de glucosa no se convierte en glucógeno?"

La guía dice que es una buena pregunta y explica que los depósitos de glucógeno tienen un tope, en el hígado se pueden almacenar entre 80 y 100 gr de glucógeno y en el músculo hasta 400 gr. Las personas con mayor cantidad de masa muscular y las personas que se ejercitan más, pueden almacenar más cantidad de glucógeno.

Cuando los alimentos que consumimos tienen exceso de fructosa (en azúcar de mesa o el jarabe de maíz de alta fructosa JMFA), el cuerpo forma mayor cantidad de grasa.

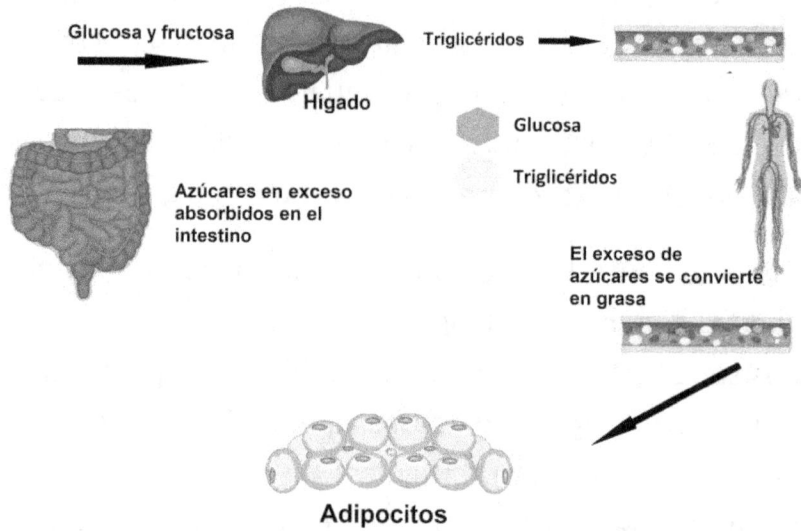

Figura 13: El exceso de azúcares de los alimentos se convierte en grasas que se deposita en adipocitos.

La guía que acompañó al grupo de visitantes le da paso a otro joven guía, quien aclara que la **glicemia** es la cantidad de glucosa que hay en la sangre de las personas, su valor debería ser entre 70 y 100 mg/dL en ayunas. Para que estos niveles de glucosa permanezcan equilibrados, el organismo tiene todo un sistema integrado que detecta cuánta glucosa hay en la sangre, si está baja usa el glucógeno para liberar glucosa y si está alta libera la insulina para que la glucosa entre a las células.

El guía agrega: "cuando hay una concentración mayor de 100 mg/dl en ayunas, se conoce como hiperglucemia".

Después de la ingesta de una comida con un alto contenido de azúcares hay gran cantidad de glucosa en la sangre, en las personas sanas, la glucosa entra a las células y su nivel se normaliza de forma rápida. Sin embargo, cuando el organismo no cuenta con la suficiente cantidad de insulina o cuando el organismo no puede utilizar la insulina adecuadamente (porque la persona padece resistencia a la insulina), el organismo no puede regular la cantidad de glucosa en sangre, por lo que se mantienen valores altos de glucosa y la persona tiene diabetes.

El guía explica al grupo qué es la insulina. Dice que es una hormona que se elabora en el páncreas. Ayuda a que la glucosa pase al interior de las células, disminuyendo su concentración en sangre, de esta forma, la insulina controla los niveles correctos de glucosa en la sangre y ayuda a las células para que tengan en todo momento su fuente de energía.

En la sala hay una pantalla que proyecta imágenes de una persona sana que después de comer tiene grandes niveles de glucosa en la sangre. Pero inmediatamente hay una rápida liberación de insulina para que la glucosa entre a todas las células, normalizándose sus niveles en sangre (figura 14).

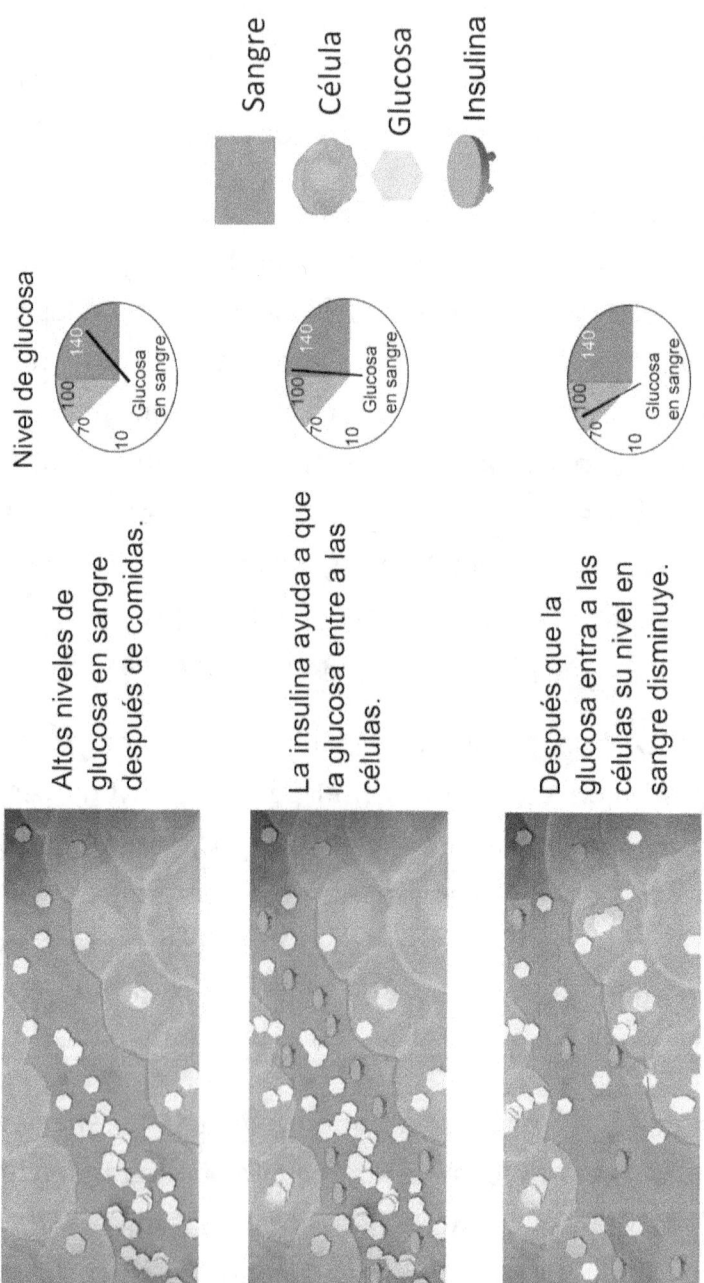

Figura 14: La insulina ayuda a que la glucosa entre a las células, de esa forma disminuye la concentración de glucosa en la sangre.

En otra sala del Museo del Azúcar los guías explican que la energía necesaria para que nuestro organismo trabaje adecuadamente (corazón, cerebro, pulmones, entre otros) y podamos hacer nuestras tareas diarias se encuentra en la comida que consumimos. Pero no todos los azúcares tienen la misma acción sobre el organismo, algunos pueden provocar picos de glucosa en sangre y otros no, para conocer más de ellos la Organización Mundial de la Salud (OMS) los ha clasificado en tres tipos.

Hay tres salas que explican cuáles son las diferencias de los azúcares que están dentro de los alimentos.

En la primera sala hay dos maquetas enormes que encarnan una manzana y una papa respectivamente. En el interior de cada maqueta están los **Azúcares Intrínsecos**, es decir, los azúcares presentes de forma natural (glucosa, fructosa y almidón) en los alimentos, entremezclados con la fibra, vitaminas y agua. El guía aclara que en las frutas la fructosa es más abundante que los otros azúcares. En vegetales como papa, camote o yuca están presentes como almidón. Consumir alimentos naturales sin procesar, que tienen azúcares intrínsecos, no provoca grandes elevaciones de azúcar en sangre.

En la segunda sala no hay maquetas, sino varias bandejas con pequeñas porciones de zanahorias crudas y otras sancochadas, también hay porciones de papayas en trozos y en jugo. El guía de la sala explica que los **Azúcares Libres**, son aquellos presentes en los alimentos naturales, que por su procesado se van a absorber más rápido y aumentaran de forma rápida los niveles de glucosa en sangre.

Por ejemplo, si se compara una zanahoria cruda con otra sancochada, al comer la sancochada los azúcares llegan más rápido a la sangre, como si fueran azúcares añadidos, contrario a lo que pasa si se come cruda. Con los jugos de fruta, así no se le agregue azúcar, ocurre lo mismo. Esto sucede porque al cocinar o licuar estos alimentos sus azúcares intrínsecos han sido liberados de su estructura, es como si hubieran sido pre digeridos y, por ese motivo, son absorbidos más rápido para llegar a la sangre. Otros alimentos que pueden provocar picos de azúcar en sangre por la velocidad de absorción son betarragas, papas, yucas o cualquier otro vegetal hervido, miel de abeja, miel de maple, jarabe de maíz, jugos y concentrados de fruta.

La siguiente sala parece una tienda de dulces y refrescos, ya que el **Azúcar Añadido** es el usado para endulzar comidas y productos procesados como galletas, bebidas azucaradas y dulces. El azúcar añadido más empleado en la preparación de alimentos procesados es la sacarosa (azúcar de mesa) y el jarabe de maíz con alto contenido de fructosa (JMAF), este último es más económico que la sacarosa, por lo que es muy usado por la industria alimentaria y contiene mayor cantidad de fructosa que la sacarosa. Estos productos son llamados "calorías vacías", ya que proporcionan grandes cantidades de energía, pero muy pocos nutrientes. Estos productos inducen grandes picos de azúcar en sangre.

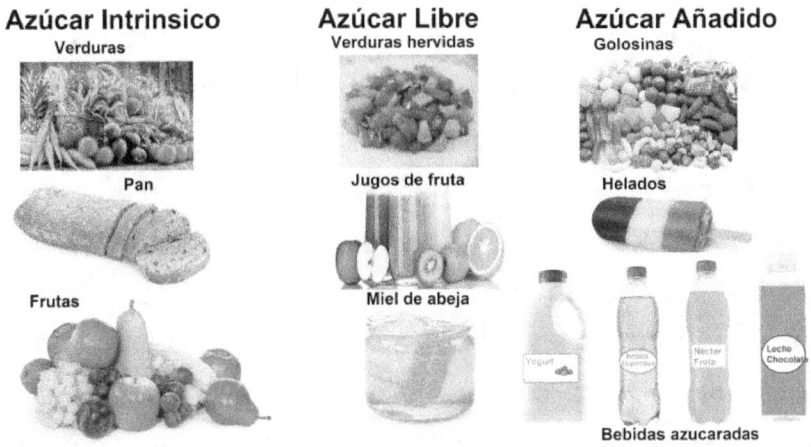

Azúcar Intrinsico
Verduras

Pan

Frutas

Azúcar Libre
Verduras hervidas

Jugos de fruta

Miel de abeja

Azúcar Añadido
Golosinas

Helados

Bebidas azucaradas

Figura 15: Alimentos con diferentes tipos de azúcar.

En el centro de esta sala hay un gran letrero de fondo blanco y letras hechas con dulces que dice: "Las investigaciones actuales señalan que los azúcares añadidos son las causas principales de caries dental, aumento de peso, obesidad, diabetes y otros efectos negativos para la salud".

La reacción del cuerpo a los alimentos depende del tipo de azúcar que contiene y de su capacidad para provocar elevaciones del nivel de azúcar en sangre. Mientras más alto sea el pico de azúcar que produzcan, más serias son las consecuencias negativas a nuestra salud, por lo que se debería evitar los alimentos con azúcares añadidos.

Al final de la exposición hay una sala identificada como "otros carbohidratos", los cuales se conocen como carbohidratos complejos, que es el nombre que se le da a "La Fibra". La fibra induce una mayor sensación de saciedad, reduciendo las ganas de comer, no puede ser digerida por las enzimas de nuestro organismo, pero sí puede ser fermentada y metabolizada por los microbios en el intestino grueso, donde se producen sustancias beneficiosas. Cuando comemos fibra esta ayuda a no absorber azucares y grasas de las comidas También tienen efectos antiinflamatorios y antidiabéticos, incluso dificultan que los adipocitos almacenen grasa, y ayudan a disminuir la grasa corporal y a su vez, el peso. En cada comida se debería consumir fibra. Los alimentos con alto contenido de fibra son los vegetales, cereales integrales, frutas y menestras.

"¿Los azúcares son la única fuente de energía?", pregunta una chica. El guía explica que las grasas también son una fuente de energía para el organismo, pero en este museo solo hay información sobre los azúcares.

Consecuencias del consumo de azúcar en el organismo

El consumo considerable y continuo de alimentos procesados con azúcar añadida o con jarabe de maíz con alto contenido de fructosa (JMAF) van a predispones a contraer varias enfermedades que van a dañar la salud y la calidad de vida de quienes lo consuman. Entre ellas:

Aumento de peso/obesidad

A Marco le gustan todos los postres y alimentos dulces que encuentra. Cuando él consume estos alimentos azucarados, casi todo el exceso de azúcar que consume se almacena como grasa, lo que contribuye a su aumento de peso. Al consumir tan solo 1 cucharadita de azúcar en exceso al día (20 kcal extra), una persona podría ganar aproximadamente 300 gr de grasa cada año (119).

Los alimentos consumidos por Marco que contienen

mayor cantidad de azúcares son los refrescos o bebidas azucaradas, estos tienen mucha responsabilidad en el aumento de la obesidad. Existen tres factores por los que las bebidas azucaradas aumentan el peso: 1) estimulan el apetito, 2) son calorías vacías y 3) el consumo excesivo de fructosa se transforma en grasa, que se va a almacenar en el abdomen y en otros tejidos como hígado, músculo y corazón, afectando la salud.

Cuando Marco se toma un vaso de bebida azucarada está consumiendo de 200 a 300 kcal extras. Estas *"calorías vacías", no lo sacian, por lo que debe ingerir, además, comida sólida para sentirse con el "estómago lleno". La rutina diaria de Marco de las 11:00 am es tomarse un vaso de bebida de cola para despertarse, al cabo de 1 año él ha aumentado 600 gr de peso adicional, por ese vaso diario de bebida azucarada (97).

Marco tiene un 60 % de más riesgo de volverse obeso por cada porción adicional de bebida azucarada consumida al día, lo que aumenta aún más el riesgo de padecer diabetes tipo 2, enfermedades cardíacas y algunos tipos de cánceres (166).

* Calorías vacías se refiere a los alimentos que poseen una cantidad importante de energía (calorías) pero, aportan muy pocos o ningún nutriente (ni proteínas, ni vitaminas ni minerales). Los alimentos procesados sobre todo aquellos cargados de azúcar contienen gran cantidad de calorías

vacías, que se convertirán en grasa y aumento de peso.

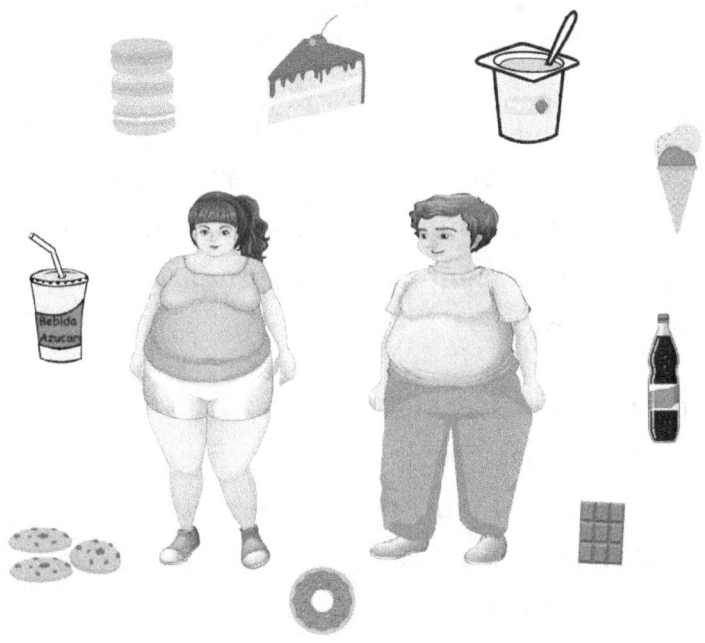

Figura 16: El consumo excesivo de azúcares se convierte en grasa que se transforma en sobrepeso.

Diabetes

De pronto Santiago ha empezado a sentir mucha sed y se ha dado cuenta de que tiene necesidad de orinar muchas veces, lo que le provoca incomodidad en la oficina. Además, con frecuencia se siente muy cansado, ha notado que ha perdido peso y hasta su visión está borrosa. Su odontólogo le ha dicho que sus encías están muy rojas e inflamadas, le ha sugerido que se haga una prueba de glucosa para descartar la posibilidad de que tenga diabetes.

Los resultados del análisis de sangre en ayunas que le hicieron a Santiago muestran que su nivel de glucosa es de 190 mg/dL, (si es mayor a 126 mg/dl, es considerado diabetes), ahora él tiene diabetes tipo 2.

Las constantes ingestas de alimentos azucarados por parte de Santiago han provocado que su páncreas se "canse" de producir insulina, entonces la cantidad de insulina que produce es insuficiente para controlar los niveles de glucosa sanguínea.

Otro posible caso de diabetes tipo 2 es que las células tienen resistencia a la insulina, es decir, no abren sus puerta para que la glucosa entre en ellas, por lo que se tiene alta concentración de glucosa en la sangre constantemente (figura 17).

La diabetes es muy peligrosa, ya que produce un estado proinflamatorio que con el transcurrir de los años puede desencadenar ceguera, daño renal, infarto del corazón y amputación de los miembros inferiores, además de un mayor riesgo de sufrir enfermedades cardiovasculares.

Pero Santiago no es el único en sufrir diabetes. La diabetes es una de las enfermedades más comunes a nivel mundial. El número de personas que la padecen aumenta cada año, sobre todo en países con ingresos bajos y medianos, que se alimentan en gran medida con alimentos procesados que muchas veces son más económicos. Según la Organización Mundial de la Salud (OMS), la diabetes causó la muerte directa de 1,6 millones de personas en el 2016, este incremento de pacientes se debe al exceso de consumo de alimentos azucarados, principalmente bebidas azucaradas.

En la diabetes el cuerpo pierde la capacidad de gestionar la glucosa en sangre, y esta permanece aumentada constantemente, lo que trae muchos problemas de salud.

Si Santiago sigue una dieta saludable y realiza actividad física regularmente, podrá manejar de forma favorable la diabetes (92). Él deberá comer alimentos que tengan muchos nutrientes y bajas calorías, variados y agradables. Sus raciones de comida deberán ser del tamaño adecuado para que lo ayuden a sentirse satisfecho y va a ayudar a disminuir los niveles de azúcar y triglicéridos en sangre, a bajar la presión arterial, mantener un peso corporal adecuado y prevendrá o retrasará otras complicaciones.

Por el contrario, si Santiago es sedentario y consume alimentos con alta carga de azúcares, su padecimiento continuará y puede empeorar (104). Él sabe que tiene que hacer un cambio en su estilo de vida para no empeorar su pronóstico de salud.

En la diabetes, la concentración de glucosa en sangre es muy alta, causando un estado que favorece la inflamación de todo el cuerpo y todos los problemas de salud antes mencionados (106).

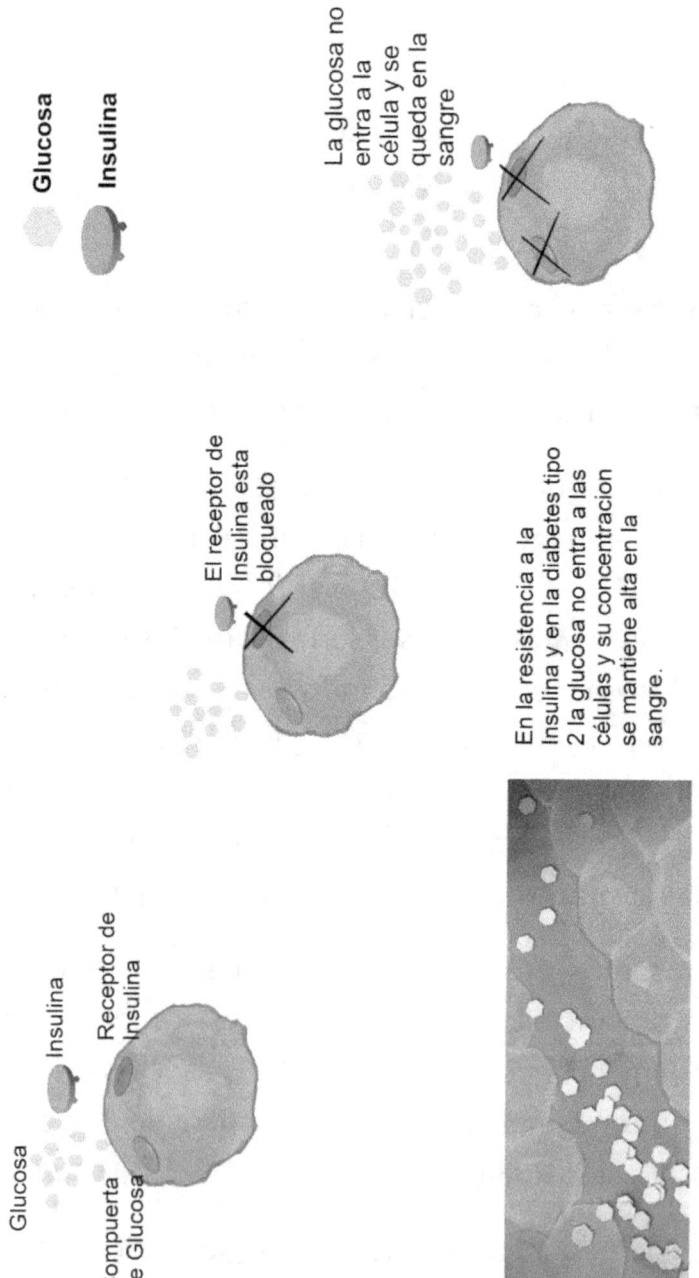

Figura 17: Representa una célula que tiene resistencia a la insulina, por lo que la glucosa no entra en ella y se queda en la sangre.

Prediabetes

Isabel tiene 43 años y esta semana en el trabajo le hicieron exámenes anuales de salud. Su nivel de glucosa en sangre fue 119 mg/dL, la Dra. le explica que está por encima de lo normal, pero no tan alto como para considerarlo diabetes, pues los valores de glucosa sanguínea en ayunas entre 100 y 125 mg/dL se consideran **prediabetes**. Entonces le dijo que es un aviso al que tiene que prestar atención.

La Dra. advierte que la prediabetes está relacionada con muchas enfermedades, como padecimientos arteriales, mal funcionamiento del corazón e infartos, todos con alto índice de mortalidad, por lo que es importante el diagnóstico y tratamiento temprano (168).

La buena noticia para Isabel es que, con pequeños cambios en su estilo de vida, como controlar su peso, hacer actividad física 30 minutos diarios por 5 días a la semana y alimentarse saludablemente, alejará la posibilidad de que la diabetes y las otras enfermedades consecuentes se manifiesten. Varios estudios han demostrado que casi el 60 % de pacientes con prediabetes que hacen estos cambios en su vida no evolucionan a diabetes tipo 2.

Síndrome Metabólico

"Carlos, tus resultados no me gustan" anuncio el Dr. Thany." Según estos tienes un riesgo muy alto de padecer una enfermedad cardíaca, un accidente cerebrovascular o diabetes tipo 2" asevero.

Carlos tiene obesidad central, (tener demasiada grasa alrededor de la cintura es un factor de riesgo mayor para enfermedades del corazón), sus niveles de triglicéridos, están muy altos y tiene bajo los niveles de colesterol HDL (colesterol "bueno" que ayuda a eliminar el colesterol malo de las arterias). El Dr. Le explica a Carlos que al tener esos tres factores, él tiene "Síndrome Metabólico"

El Síndrome Metabólico se caracteriza por que son varios trastornos que se presentan al mismo tiempo y afectan gravemente la salud. Otros factores que pueden tener los pacientes con este síndrome son: presión arterial alta y tener un nivel alto de azúcar en la sangre en ayunas. Cuantos más factores tenga una persona, mayor será el riesgo a su salud.

Los pacientes que tienen resistencia a la insulina son candidatos a desarrollar Síndrome Metabólico. Carlos ha tenido suerte ya que ha sido diagnosticado temprano, porque es un problema el que la mayoría de los factores de riesgo no tienen signos o síntomas obvios, más allá de tener una cintura grande, por lo que muchos pacientes llegan a la consulta cuando la salud está muy comprometida.

El Dr. le ha explicado a Carlos que con cambios en su estilo de vida que contemplan alimentación saludable, bajar de peso y hacer actividad física con regularidad, su salud va a mejorar considerablemente.

Efectos del consumo de azúcar en el sistema de defensa

El sistema inmune se encarga de la defensa natural del cuerpo contra las infecciones a través de una reacción bien organizada en la que participan varias células a las que se les llama blancas. Estas se clasifican en diferentes tipos y por tanto tienen diferentes nombres y funciones.

Cuando un microbio (virus o bacteria) produce un ataque a nuestro cuerpo, un grupo de células blancas a las que llamaremos "centinelas" detectan el ataque y envían señales de peligro, recibidas por otras células blancas llamadas "informantes" que inmediatamente llevan la señal de peligro por todo el cuerpo para que este se prepare y envíe refuerzos. Otro grupo de células blancas "de ataque" llamadas neutrófilos tienen la capacidad de comerse a las bacterias o virus (fagocitosis) y de liberar sustancias químicas que matan a los microbios (anticuerpos). Las células blancas "de inteligencia" coordinan la defensa y el ataque, inclusive dan la orden a otras células blancas "fabricantes de defensas" para que produzcan y envíen arsenal de anticuerpos. Así funciona nuestro sistema inmune ante un ataque.

Pero el exceso de azúcar en la sangre afecta a muchos mecanismos y diversas células del sistema de defensa: La capacidad de fagocitar (comer a los microbios) de las células de ataque está más limitada, por ello disminuye la velocidad que pueden matar a las bacterias o virus invasores y, por supuesto, aumenta la gravedad de la infección (figura 18).

En la hiperglucemia (azúcar aumentada en la sangre) se disminuye la cantidad y velocidad de las "células de ataque" en la sangre, por lo que tardan más en llegar al lugar de la infección, esto permite un mayor avance de los microbios. Además, predispone a una mayor inflamación, (hinchazón) aumentando el malestar y dolor (77).

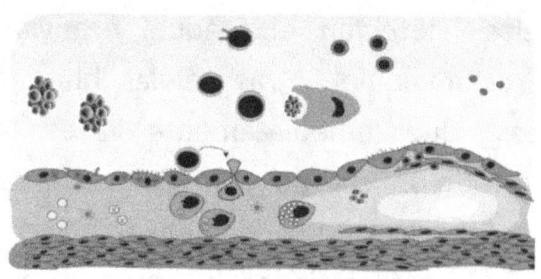

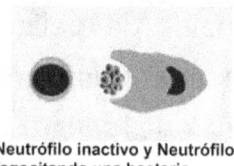

Neutrófilo inactivo y Neutrófilo fagocitando una bacteria

En las personas sanas los neutrófilos atacan y fagocitan a las bacterias

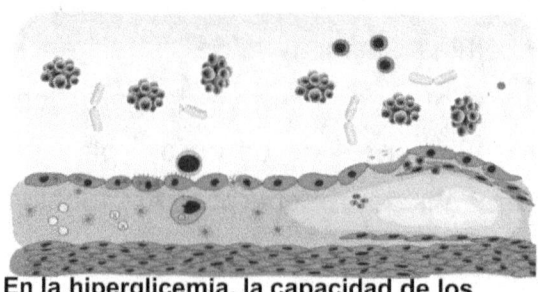

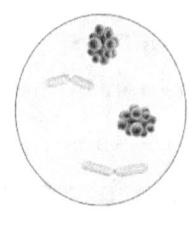

Bacterias Invasoras

En la hiperglicemia, la capacidad de los neutrófilos de matar a la bacterias está disminuida

Figura 18: Neutrófilo en un paciente con glicemia normal y otro con hiperglucemia, donde predominan las bacterias

Relación de la hiperglucemia con el cáncer

Gaby padece de obesidad y de diabetes tipo 2 y por ese motivo tiene mayor riesgo de desarrollar diversos tipos de cáncer, entre ellos de mama, de vejiga, de hígado, de páncreas, colorrectal y de endometrio (56).

Gaby consume una dieta con alta carga de azúcares, por lo que, constantemente tiene altos niveles de glucosa en sangre después de comer. Esto estimula a ciertas hormonas que pueden aumentar el riesgo de padecer varios tipos de cáncer. Los altos niveles de glucosa en sangre también pueden disminuir la función de diferentes sistemas de protección que tenemos y que nos defienden del crecimiento de células tumorales (140).

La hiperglucemia estimula el avance de los tumores por diferentes mecanismos:

1)   Promueve la rápida multiplicación y crecimiento de las células tumorales, ya que les proporciona mayor cantidad de nutrientes. Mientras más alto es el nivel de la glucosa en sangre, mayor es la capacidad de multiplicación de las células tumorales.

2)   La hiperglucemia también promueve que las células tumorales viajen por la sangre e invadan otros tejidos sanos (metástasis) (80). Los altos niveles de azúcar en sangre evitan la muerte de células viejas y dañadas que pueden volverse cancerígenas (145).

3)   Por último provocan resistencia al tratamiento por quimioterapia. Las células tumorales de los pacientes con hiperglucemia se hacen más fuertes y necesitan una mayor dosis de quimioterapia para poder eliminarlas (170).

La obesidad, la diabetes tipo 2 y la hiperglicemia, todos estos padecimientos relacionados con el consumo de productos azucarados, tienen estrecha y fuerte relación con algunos tipos de cáncer.

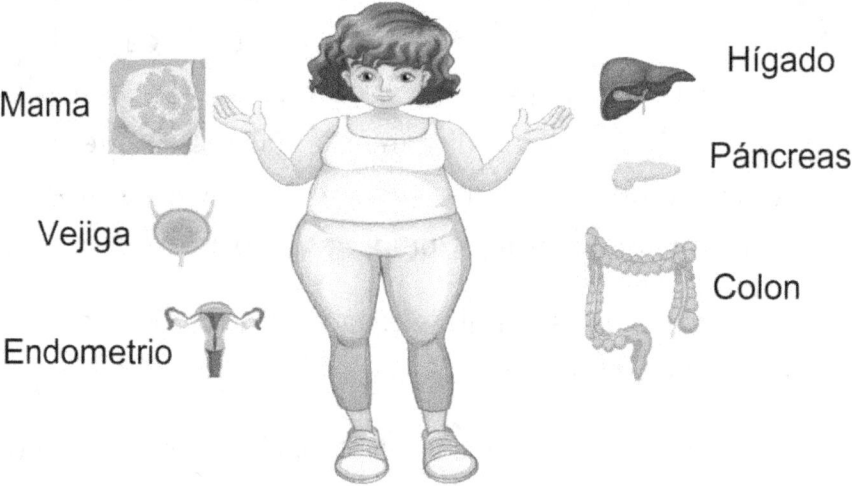

Figura 19: El exceso de azúcar puede contribuir a la proliferación del cáncer en diferentes órganos.

Hipertensión arterial

La hiperglicemia (aumento de los niveles de glucosa en la sangre) provoca el endurecimiento, aumento del grosor y pérdida de elasticidad de las paredes de las venas, dificultando el paso de la sangre. Por lo que se necesita más fuerza de bombeo de la sangre para que esta llegue a todo el organismo, esta mayor fuerza provoca la Hipertensión arterial.

El estrechamiento de la luz de las venas (figura 20) provoca que a los tejidos les llegue menos sangre, esto puede provocar pequeñas zonas de muerte de tejido que se han quedado sin sangre y se van a provocar: ataques cardiacos, accidentes cerebrovasculares y mala circulación en brazos y piernas, especialmente en los pies, lo que se conoce como pie diabético.

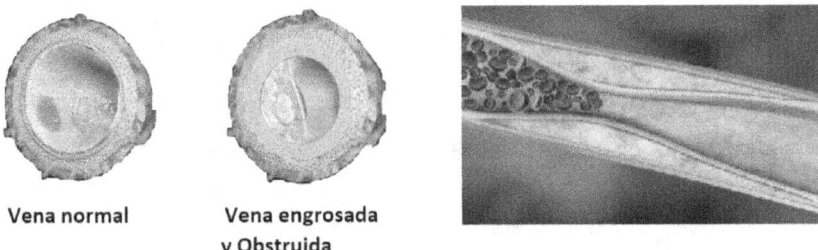

Vena normal   Vena engrosada
                     y Obstruida

Figura 20: Comparaciones entre el paso libre de la sangre en una vena sana y en otra rígida y con menor diámetro interno.

Envejecimiento de la piel

A Isabel le han diagnosticado pre diabetes, por lo que tiene hiperglucemia constante. Esto provoca mayor producción de radicales libres, mal funcionamiento de las venas e inflamación. A su vez, todos estos problemas pueden acelerar el envejecimiento de la piel (83).

La hiperglucemia daña a todas las células entre ellas a las células de las venas (endoteliales), a las células encargadas de la formación y remodelación de la piel (queratinocitos) y también las células responsables de la generación de colágeno, elastina y ácido hialurónico, necesarios para el mantenimiento de la piel (fibroblastos) (90). La hiperglucemia provoca que estas células envejezcan prematuramente (164), además, hace que su recambio ocurra más lento, por lo que la piel se ve cansada y envejecida de forma prematura (57).

La hiperglucemia también provoca inflamación, lo que estimula a las células envejecidas a que se acumulen cada vez más en el cuerpo (169). En consecuencia, el envejecimiento de la piel es cada vez mayor (126), además hay mayor formación de sustancias oxidativas (radicales libres) que promueven el envejecimiento celular (147).

Las investigaciones están demostrando que los altos niveles de glucosa, (azúcar) en la sangre también aceleran el envejecimiento de la piel. Pues ahora tienes otro motivo para disminuir o dejar su consumo.

Pérdida de memoria

Beto se ha cruzado con Isabel en la calle, ella lo saluda, pero él no la recuerda. No es la primera vez que le sucede, muchas veces la memoria le falla. Desde adolescente sus amigos le decían el "desmemoriado" porque muchas veces no recordaba qué le había pasado el día anterior.

El Dr. Thany explica que la memoria de corto plazo depende del hipocampo, y el consumo de alimentos azucarados puede dañar esta área cerebral. En un estudio se concluyó que la falta de memoria se producía incluso cuando se bebía pequeñas cantidades de bebidas azucaradas. De niño Beto consumió grandes cantidades de bebidas azúcaradas lo que le dejó consecuencias negativas en su memoria que persisten hasta su edad adulta (116).

A Beto. También, le cuesta aprender cosas nuevas y concentrarse, pues sus altos niveles de consumo de azúcar hacen que tenga poca concentración. La resistencia a la insulina puede ocasionar un menor flujo de sangre en su cerebro y, por lo tanto, le resta capacidad para aprender. Esta disminución del flujo sanguíneo a nivel cerebral va a propiciar que cuando él sea anciano tenga una mayor pérdida de la memoria, incluso tendrá más probabilidades de padecer demencia senil (13).

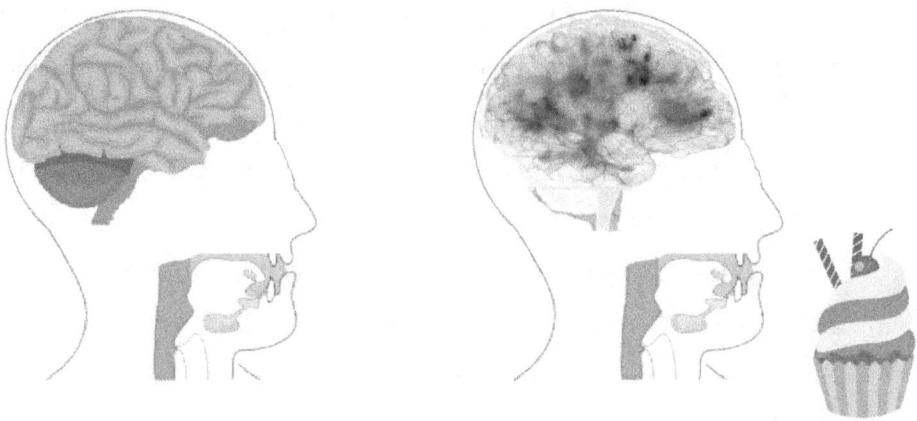

Figura 21: En tomografías de imágenes en vivo se puede ver cómo el consumo de azúcar estimula de forma potente las áreas del placer.

Cuando Beto estaba en la universidad participó en un estudio con otros jóvenes. Un grupo de ellos consumió una o dos bebidas azucaradas al día, el otro grupo no consumió ninguna. Los que consumieron bebidas azúcaradas recordaban menos y fueron menos precisos al recordar lo que habían comido anteriormente. También tenían un mal rendimiento en pruebas de conocimiento, especialmente en matemáticas, y menos capacidad de reconocer si tenían hambre o estaban satisfechos, lo que los llevó a comer más de lo necesario (18).

Renzo, el hijo de Beto, también come muchos alimentos azúcarados como su padre. Siempre es muy lento armando rompecabezas y figuras geométricas. Esto se debe a que el exceso de azúcar también causa disminución de las capacidades de aprendizaje.

La esposa de Beto, que quiere cuidar su figura, solo consume diariamente refrescos light. Ella, no lo sabe, pero también tiene un mayor riesgo de padecer pérdida de memoria e incluso demencia senil cuando sea anciana, ya que estos productos atraviesan la barrera del cerebro, lo que puede causar inflamación y daño de las neuronas encargadas de la memoria (123). Recientes investigaciones respecto a la pérdida de memoria están demostrando que los altos niveles de azúcar en la sangre es uno de los factores más influyentes, por lo que se recomienda en los adultos mayores disminuir su consumo.

Azúcar e hígado graso

Es martes, 9 de la mañana, y Rosa al igual que en las últimas semanas se siente fatigada y con un dolor en la parte superior derecha del abdomen. En ocasiones, su abdomen se hincha y ella percibe llenura. Rosa piensa que es por su sobrepeso, trata de aportarse energía bebiendo un vaso de bebida azucarada. Pero hoy ha perdido un poco el apetito y ha decidido visitar al médico.

Después de los exámenes correspondientes, el Dr. le avisa que tiene hígado graso, ella se sorprende porque cree que es una enfermedad que solo les da a los alcohólicos y ella casi nunca bebe licor. El Dr. explica que el hígado graso es común en personas con sobrepeso u obesidad, diabéticos o quienes consumen gran cantidad de alimentos y/o bebidas azucaradas.

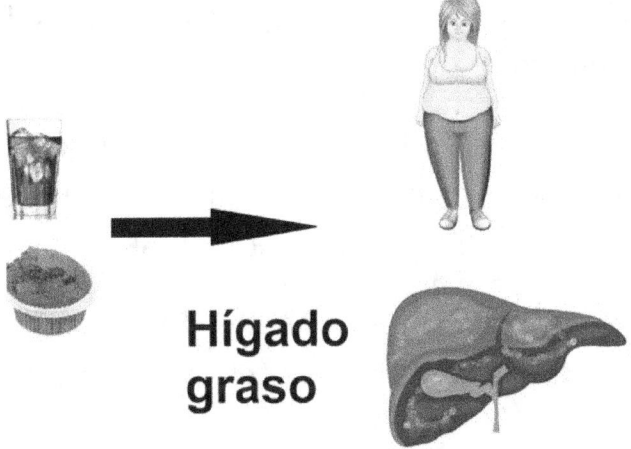

Figura 22: El exceso de alimentos dulces causa hígado graso no alcohólico.

El Dr. piensa que Rosa ha llegado a tiempo porque la enfermedad pudo avanzar y convertirse en una cirrosis o cáncer de hígado. Él Dr. recuerda le explica que la ingesta frecuente de fructosa (por consumo de alimentos endulzados con sacarosa o JMFA) estimula la producción de ácidos grasos en el hígado, propiciando una mayor acumulación de grasa en él (78).

Si bien es cierto que la enfermedad de hígado graso no alcohólico, es multifactorial, uno de los factores que más contribuye a su desarrollo es el excesivo consumo de bebidas azúcaradas.

Caries dental

El azúcar de mesa aumenta la posibilidad de desarrollar caries, ya que permite que las bacterias se adhieran a los dientes y disminuye la capacidad de la saliva para proteger el diente. Está demostrado que el consumo de bebidas azucaradas causa un mayor riesgo de caries dental por los azúcares que contiene.

Establecer hábitos saludables respecto a lo que beben y comen los niños y adultos es de primordial importancia para asegurar una buena salud bucodental.

El consumo cotidiano de alimentos dulces predispone a que las personas puedan padecer estas enfermedades.

Productos *light*

Cuando las investigaciones empezaron a señalar al azúcar como la culpable del sobrepeso, diabetes y otras enfermedades la industria alimentaria creyó encontrar la solución con la creación de los productos light, y Los alimentos procesados con nombre *light* salieron a la luz. Los productos light son endulzados con edulcorantes que tienen pocas o ninguna caloría. Muchas personas creen que estos productos son la solución para tener buena salud, veamos que ha descubierto la ciencia.

Tania piensa que consumir productos *light* le ayudará a bajar de peso. Al igual que ella, en el mundo hay millones de consumidores de productos *light*, cifra que aumenta cada año (101). Lo que ellos no saben es que algunos edulcorantes *light* puede aumentar la absorción de glucosa de otros alimentos consumidos, agravando el riesgo de aumento de peso corporal a largo plazo y de padecer varias enfermedades relacionadas con la obesidad (9). Estos productos también pueden alterar el equilibrio de la microbiota intestinal, intensificando el riesgo de desarrollar resistencia a la insulina (76).

Tania cree en todo lo que dice el marketing de la industria alimentaria "porque lo *light* está de moda y es *cool*", pero no debería abusar de su consumo (110).

"¿Por qué puedo subir de peso si son *light?*", pregunta Tania. El Dr. Thany le explica que un estudio de comparación, ha encontrado que quienes consumen bebidas con edulcorantes *light* luego tienen más hambre y comen más que quienes tomaron una bebida endulzada con azúcar de mesa, lo que demuestra que las calorías "ahorradas" al consumir un producto *light* se compensan completamente al final del día, porque se come más.

Además, los niveles de glucosa e insulina en sangre eran similares en los dos grupos (152).Muchos diabéticos consumen estos edulcorantes con pocas calorías pensando que es mejor para su salud, pero las investigaciones han demostrado que no hay ninguna ventaja al consumir estos productos *light* (92), ya que no disminuyen los niveles de azúcar en sangre, ni el peso corporal en pacientes con diabetes tipo 1 o tipo 2.

Hay que tener en cuenta que ser aceptados por la Administración de Medicamentos y Alimentos de los EEUU

(FDA) y por la Agencia Europea de Seguridad Alimentaria (EFSA), que son las entidades que examinan, evalúan y aprueban productos para uso médico y alimentario, son sustancias **seguras** cuando se consumen en pocas cantidades, pero no necesariamente van a tener ventajas sobre la salud de quienes lo consumen. Ya que no se han demostrado las ventajas que aparentemente tienen, como ayudar a disminuir el peso corporal o mejorar la calidad de vida de los pacientes con diabetes (92,153).

Edulcorantes

Se le llama edulcorantes a cualquier sustancia, natural o artificial, que sirve para dar sabor dulce a un alimento. Sigamos con Tania para conocer más sobre ellos.

Tania está interesada en conocer más del tema y ha seguido investigando sobre los edulcorantes *light*, ahora sabe que se pueden clasificar en dos clases: Los edulcorantes pueden ser naturales o artificiales, en ambos casos hay edulcorantes con gran cantidad de calorías y los que tienen pocas o incluso ninguna caloría.

Edulcorantes sin calorías

Aspartamo E-951. Es casi 200 veces más dulce que el azúcar de mesa. Es el edulcorante artificial más utilizado en el mundo. Se usa en alimentos, gomas de mascar, medicamentos, bebidas, refrescos gasificados y en polvo. Es aceptado por la FDA, (34).

Hace poco algunos estudiosos revisaron varias investigaciones sobre los principales efectos metabólicos del aspartamo asociados a la diabetes y la obesidad y no encontraron beneficios de su consumo (137).

Algunas personas aducen que el aspartamo es una sustancia cancerígena, pero los estudiosos han demostrado que su consumo no tiene un efecto cancerígeno cuando es consumido con moderación (no sobrepasar de 50 mg por Kg de peso al día) (98).

Sacarina E-954. Fue el primer edulcorante artificial creado por el hombre. Es casi 300 veces más dulce que el azúcar de mesa, aunque también tiene un sabor amargo cuando se saborea al final. Casi el 90 % de la sacarina ingerida se elimina en la orina, el resto se excreta por las heces. En mujeres embarazadas puede atravesar la barrera placentaria, por lo que llega a los tejidos del feto y puede afectar su desarrollo, por lo que se desaconseja su uso en gestantes.

Acesulfamo E-950. Es 120 veces más dulce que el azúcar de mesa, tiene cero calorías, ya que los humanos no pueden digerirla. Se puede utilizar para cocinar y hornear. También tiene un sabor amargo cuando se usa solo, por lo que se suele combinar con sucralosa o aspartamo.

Sucralosa E 955. Tiene 600 veces la dulzura del azúcar de mesa. La sucralosa actualmente es aprobada por todos los organismos reguladores internacionales como aditivo alimentario con fines edulcorantes. Es muy soluble en agua, lo que la convierte en un edulcorante ideal para bebidas y productos horneados.

Su consumo no afecta los niveles de glucosa en la sangre, ni la sensibilidad a la insulina en personas sanas. Varios estudios han demostrado que la sucralosa no es un compuesto cancerígeno (111).

Los códigos EFSA se usan en la industria alimentaria para señalar los aditamentos que se emplea en la fabricación de un alimento procesado, por lo que a veces no figura el nombre de la sustancia, pero sí el código, por ejemplo: E 955, E 954 o E 950.

Edulcorantes con pocas calorías

La dulzura de estos son menores que la del azúcar de mesa. Se usan principalmente en la industria de caramelos, galletas y gomas de mascar "sin azúcar". Pueden causar molestias gastrointestinales y diarrea si se ingieren en grandes cantidades (110).

Extracto de hoja de Stevia. De las hojas de Stevia se derivan dos edulcorantes de alta intensidad: el esteviósido y el rebaudiósido A que son de 200 a 300 veces más dulce que la sacarosa y es muy usada en alimentos y bebidas. Las hojas de Stevia y los extractos sin procesar (naturales) no se consideran aditivos seguros, tienen que ser procesados para que puedan consumirse sin arriesgar la salud. En

2008, un comité de expertos aprobó el uso de glucósidos de esteviol como edulcorante y aditivo alimentario seguro (95), más no así las hojas naturales sin procesar.

Por lo pronto parece ser una buena alternativa. Aunque parece que quienes consumen Stevia necesitan comer más para sentirse satisfechos, pero no aumenta los niveles de glucosa, colesterol ni triglicéridos en ayunas o después de las comidas. Algunos investigadores piensan que la Stevia se puede utilizar de forma segura, y que puede ayudar a prevenir enfermedades cardiovasculares (133).

Un reciente estudio concluyó que las personas no diabéticas que consumieron Stevia tuvieron leves reducciones en el peso corporal, presión arterial, menos glucosa en ayunas y menos colesterol (5).

Los estudios han demostrado que la Stevia procesada es segura y no causan defectos en el embarazo, tampoco puede causar cáncer ni producir ningún tipo de toxicidad a las personas que lo consumen (109). La dosis máxima de esteviol que puede consumirse debería ser menor a 4 mg por cada kg de peso corporal (mg/kg/día).

El problema es que las presentaciones comerciales que se venden muchas veces son una mezcla con otros edulcorantes que contienen eritritol, maltodextrina, dextrosa, entre otros; que se usan para disimular un leve gusto amargo de la stevia. Por lo que siempre hay que leer la etiqueta para saber cuánta stevia contiene el producto que se compra.

Polioles. Son edulcorantes que se encuentran en la naturaleza, son alcoholes de azúcar. Proveen 2 kcal/gr. Los polioles se digieren y absorben parcialmente en el intestino delgado, luego en el intestino grueso son fermentados por la microbiota intestinal, produciendo gases, y se puede experimentar hinchazón abdominal, que algunos lo consideran tolerable. Tanto el xilitol como el eritritol producen un aumento de hormonas que disminuyen el apetito en personas delgadas (CCK y GLP-1) (104), no así en pacientes con obesidad (120). Estas sustancias aún se están investigando, pues parece que ayudan a disminuir los niveles de glucosa en sangre.

Sorbitol E-420. Aporta 2,6 kcal/gr. Se encuentra de forma natural en las uvas, ciruelas pasas, cerezas, melocotones, manzanas y peras. Puede actuar como laxante y "aflojar el estómago" de quienes lo consumen, por lo que las personas con síndrome del intestino irritable deben evitar su consumo (111).

Manitol E-421. Tiene 1,6 kcal/gr. Se encuentra de forma natural en los hongos, las algas marinas, las fresas, las cebollas y las calabazas. Solo el 25 % del manitol ingerido se absorbe en el intestino, donde se fermenta lentamente, el resto se elimina por la orina. Esta sustancia se utiliza en productos de higiene, fármacos y soluciones intravenosas.

Edulcorante	Índice glicémico	Valor calórico Kcal/gr	Poder endulzante comparada con azúcar	Código EFSA	Ingesta diaria (mg/Kg)
Glucosa	100	4	0,75	-	-
Fructosa	23	4	1,7	-	-
Lactosa	45	4	0,15	-	-
Sacarosa	65	4	1	-	-
Aspartamo	-	0	200	E-951	50
Sacarina	-	0	500	E-954	15
Acesulfamo	-	0	200	E-950	15
Sucralosa	-	0	600	E 955	5
Sorbitol	9	2,6	0,6	E-420	-
Manitol	0	1,6	0,6	E-421	-
Xilitol	13	2,5	1	E-967	-
Eritritol	0	0,2	0,7	E-968	-
Alulosa		0,2	0,7	-	-
Trehalosa	45	3,6	0,6	-	-
Glicosido de esteviol	0	0	600	E-960	4

Tabla 1 Perfil comparativo de los principales edulcorantes calóricos y edulcorantes bajos en calorías. Adaptado de Moriconi. El – significa que aún no hay datos.

Xilitol E-967. Se encuentra en frutas, verduras y avena, se parece mucho al azúcar de mesa y brinda 2,5 kcal/gr, por lo que tiene bajo índice glucémico (IG). Su consumo no afecta los niveles circulantes de glucosa e insulina ni aumenta el vaciado gástrico

Eritritol E-968. Tiene solo el 70 % del dulzor del azúcar de mesa y aporta 0,3 kcal/gr. Se encuentra en frutas como el melón y el melocotón, en el vino y la cerveza. Se absorbe más en el intestino delgado y se excreta en la orina. Una pequeña parte es fermentada en el intestino, en exceso puede tener efectos laxantes. Su consumo no parece tener efectos perjudiciales sobre el control de la glucosa y se considera generalmente seguro en pacientes con diabetes.

¿Son seguros los edulcorantes artificiales actuales?

Los edulcorantes artificiales que han sido aprobados por la FDA y EFSA han sido ampliamente estudiados. Gracias a esto, se ha determinado que consumir dosis adecuadas no es dañino para la salud, por lo que se consideran seguros, pero algunas investigaciones han demostrado que a pesar de tener pocas o ninguna caloría, muchos edulcorantes *light* pueden causar aumento de peso (52) y diabetes (39), por lo que su consumo no está justificado.

Los investigadores creen que la potente dulzura que tienen estos edulcorantes sin calorías desencadena un estímulo incompleto en las zonas del cerebro que producen saciedad; en consecuencia, no quitan el hambre, más bien estimulan el deseo de comer más (28). El no recibir energía al comer puede engañar al cerebro haciéndole creer que necesita comer más para obtener esa energía, lo que podría anular el supuesto beneficio para bajar de peso.

Otra explicación es que estos edulcorantes artificiales alteran la composición de la microbiota intestinal, produciendo valores elevados de glucosa en sangre, debido a que provocan resistencia a la insulina (144).

El uso de estos edulcorantes *light* no causa daño a la salud, pero tampoco ningún beneficio, por lo que consumirlos no tiene ninguna ventaja. Actualmente, se necesitan más estudios para saber qué pasa al consumirlos a largo plazo, más de 20 años, por ejemplo.

Las personas aficionadas al dulce pueden preferir estos alimentos, pero si en alguna oportunidad no encuentran un producto *light*, van a consumir productos endulzados con sacarosa o JMAF, que sí pueden tener consecuencias negativas para ellos. En resumen, estos productos son seguros, pero no saludables.

Edulcorantes de origen natural

Al igual que Tania, José busca productos que sustituyan el azúcar. A él le gusta el sabor dulce, pero quiere evitar los efectos negativos del azúcar en la salud. Él cree que por consumir edulcorantes naturales sus efectos serán diferentes al consumo de azúcar artificial respecto a la regulación de la glucosa y la insulina. Se tiende a creer que por ser natural, que viene de la naturaleza, es más saludable, a veces esta afirmación no es verdad.

Miel de abejas. En casa de José se usa miel, que es producida por abejas de la variedad doméstica a partir del néctar de las flores. La miel contiene casi 200 componentes y el azúcar representa casi el 95 % de ella. La fructosa es el principal componente dulce de la miel con casi 35 %, seguido de la glucosa con 30 % (3).

Miel de abeja 100 gr

Nombre	Cantidad	Unidad
Energía	304	Kcal
Fructosa	41	gr
Glucosa	38	gr
Agua	17	gr
Otros azucares	2	gr
Calcio	6	mg
Fierro	0,42	mg
Magnesio	2	mg
Fosforo	4	mg
Potasio	52	mg
Sodio	4	mg
Cobre	0,036	Mg
Zinc	0,22	mg
Vitamina C	0,5	mg
Vitamina B	0,2	mg
Vitamina A	0	mg
Vitamina E	0	mg
Vitamina D	0	mg

Composición nutricional de la miel de abeja según el Departamento de Agricultura de EE. UU.

Composición nutricional de la miel de abejas

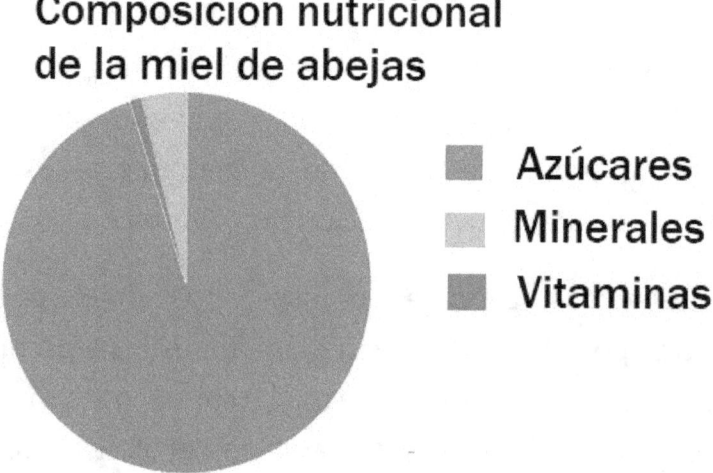

Figura 23: Composición nutricional de la miel de abeja según el Departamento de Agricultura de EE. UU.

La miel puede contribuir al crecimiento de la microbiota intestinal saludable, mientras que sus fenoles dificultan el crecimiento de bacterias dañinas en el intestino (3), pero no por ello es para consumir a diario. La miel tiene acción antimicrobiana gracias a diferentes factores como: contener una gran cantidad de azúcar, detiene el crecimiento de bacterias. Su pH es ácido, por lo que impide el crecimiento microbiano. Así mismo, la miel contiene varios elementos químicos antibacteriales. Pero tiene que usarse en grandes cantidades para tener estos beneficios o cuando se aplican directamente sobre una herida abierta.

Si José consume miel, debe hacerlo en pocas cantidades y de forma esporádica porque como hemos visto en la figura 23 tiene grandes cantidades de azúcares. Aunque es cierto que tiene vitaminas y minerales, estos están presentes en muy poca cantidad.

Panela.

La panela es un edulcorante natural que se obtiene a partir del jugo de la caña de azúcar cocido a altas temperaturas. No está refinada ni centrifugada, por lo que tiene un alto contenido en melazas. Las impurezas que contiene le dan a la panela una tonalidad oscura y hace que contenga trazas (porciones muy pequeñas) de minerales como calcio, potasio, magnesio, cobre y hierro; además, contiene vitaminas A. Casi el 82 % de la panela son azúcares. Al igual que la miel, la panela tiene muy pocas vitaminas y minerales comparado con la cantidad de azúcar que contienen.

La cantidad de azúcares presentes en la miel de abeja y la panela no justifican su uso de forma frecuente, ya que la proporción de minerales y vitaminas presentes es mínima, comparada con los efectos que grandes cantidades de azúcares producen en nuestro organismo.

Azúcares de la naturaleza

Son azúcares que se encuentran en alimentos naturales en muy pequeñas dosis. Los humanos casi no pueden digerirlos, por lo que casi no brindan calorías ni tienen un sabor desagradable que queda en la boca, aunque en sus presentaciones comerciales ya son procesadas o elaboradas artificialmente. Entre ellas, tenemos:

D-alulosa. Es un azúcar poco común en la naturaleza, con cero calorías. Puede ayudar a disminuir el índice de masa corporal (IMC), la grasa abdominal y el peso corporal en pacientes con sobrepeso (66). Actualmente, se produce a partir de fructosa o maíz. Hasta la fecha, no hay ninguna advertencia de efectos negativos por el consumo de alulosa, por lo que es aceptado por la FDA como alimento seguro en la dieta humana.

En una investigación, donde un grupo de personas consumieron D-alulosa se logró una reducción de peso en promedio 2 kg y de la circunferencia de la cintura (2,5 cm menos). No se observaron efectos negativos con respecto a los triglicéridos y glucosa ni en las funciones del hígado y riñones (69). La D alulosa tiene 1,2 kcal/gr.

D-tagatosa. En pacientes con diabetes mellitus tipo 2 redujo significativamente la concentración de glucosa en sangre en ayunas y del colesterol total, aunque no tuvo efecto sobre los triglicéridos. Se obtiene a partir de la lactosa a través de un proceso químico. Se usa mucho en la industria para elaborar productos de pastelería, mermeladas y helados. La D-tagatosa proporciona 1,5 kcal/gr y tiene un poder endulzante de 90 % respecto a la sacarosa.

Fruta de monje o Luo Han Guo (Siraitia grosvenorii). Es una fruta nativa de China. Sus componentes dulces contienen glucósidos. Es casi 300 veces más dulce que el azúcar y se ha utilizado en China como un edulcorante natural de bajas calorías para bebidas refrescantes. Se ha utilizado en la medicina tradicional china para tratar la diabetes y la obesidad, así como enfermedades digestivas y cardiovasculares, puede ser comida por personas con diabetes (55).

Cada vez se investiga más la posibilidad de usar estos azúcares para consumo en las casas, pero por ahora son bastantes costosos.

¿Cuánta azúcar contienen los alimentos procesados?

En la actualidad, cada vez más alimentos procesados se fabrican con grandes cantidades de azúcares añadidos. Deberíamos conocer la cantidad de azúcar extra que añaden los fabricantes a estos productos para tener en cuenta cuanta azúcar estamos consumiendo. Recordemos que la Asociación Americana para el corazón (AAC) recomienda no consumir más de 6 cucharaditas de azúcar al día si eres mujer, 9 si eres hombre y 5 si eres un niño, mientras que la OMS (Organización Mundial de la Salud) sugiere casi lo mismo. Consumir más azúcar afectará la salud en diferentes niveles.

La cantidad de azúcar que se consumen tiene efectos muy importantes en la salud, por lo que es necesario saber cuánta azúcar hay en un alimento procesado.

Aprendiendo a leer las etiquetas

Las etiquetas de los alimentos tienen información sobre la cantidad de calorías, porciones y datos nutricionales de los alimentos. Saber interpretarlas ayudará a hacer elecciones saludables al momento de hacer las compras.

Si un alimento procesado sólido tiene más de 10 gr de azúcar por cada 100 gr (10%) y un alimento líquido tiene 5 gr por cada 100 ml, se considera que contienen grandes cantidades de azúcar y deberían evitarse. Muchas veces estos productos no muestran la cantidad exacta de azúcar que contienen, en su lugar sus etiquetas solo señalan el importe de azúcar por cada 100 gr o cada 100 ml.

Para saber cuánta azúcar se consume veremos dos ejemplos que nos enseñarán cómo determinar cuánta azúcar se consume por producto:

Porción Botella 350 ml de una bebida azucarada	
Por cada	100 ml
Energía	42 Kcal
Proteínas	0
Grasa (total)	0
Azúcares totales	12

Esta bebida azucarada tiene 12 gr de azúcar por cada 100

ml. Si la persona se bebe toda la botella, va a beber un total de 350 ml. Entonces hacemos una simple regla de tres:

$$350\, x\, \frac{12}{100} = 42$$

En total, va a consumir 42 gr de azúcar, aproximadamente 10 cucharaditas en una sola bebida.

Ahora veremos el ejemplo de una conocida galleta de chocolate tipo sándwich con un relleno de crema blanca.

Porción por 100 g	
Energía	387 Kcal
Proteínas	3.23 g
Grasa (total)	0
Azúcares totales	90.32 g
Fibra	0

Estos son los valores por 100 gr. Si una persona come dos galletas, que es aproximadamente 41 gr (o sea 4 galletas y 2 porciones de crema):

$$\frac{41x68}{100} = 27.88$$

Está consumiendo casi 28 gr de azúcar. Recordemos que un adulto no debería consumir por encima de 25 gr de azúcar al día, si come el paquete entero es el doble, casi 12 cucharaditas de azúcar.

Al comer algunos productos procesados es fácil llegar a superar el límite máximo de consumo de azúcar recomendado por médicos y nutricionistas, y estos excesos van a repercutir de forma negativa en tu salud.

Es probable que, sin saberlo, estás consumiendo grandes cantidades de azúcar en alimentos procesados, en otras ocasiones es porque el fabricante no coloca el nombre azúcar en la etiqueta, sino que usa un sinónimo, aprendamos a recocer estos otros nombres.

Los otros nombres del azúcar

Si vas a comprar algún producto procesado, recuerda mirar la etiqueta y buscar cuánto azúcar añadido contiene. El azúcar y sus similares están presentes en muchos productos, aproximadamente el 80 % de los alimentos procesados contienen azúcares añadidos. Recordemos que en estos productos los fabricantes de alimentos usan más de 52 nombres diferentes para los azúcares añadidos. Para que sepas cuáles son los azucares añadidos en un alimento procesado, revisa esta lista de los nombres más usados por los fabricantes para los azucares añadidos:

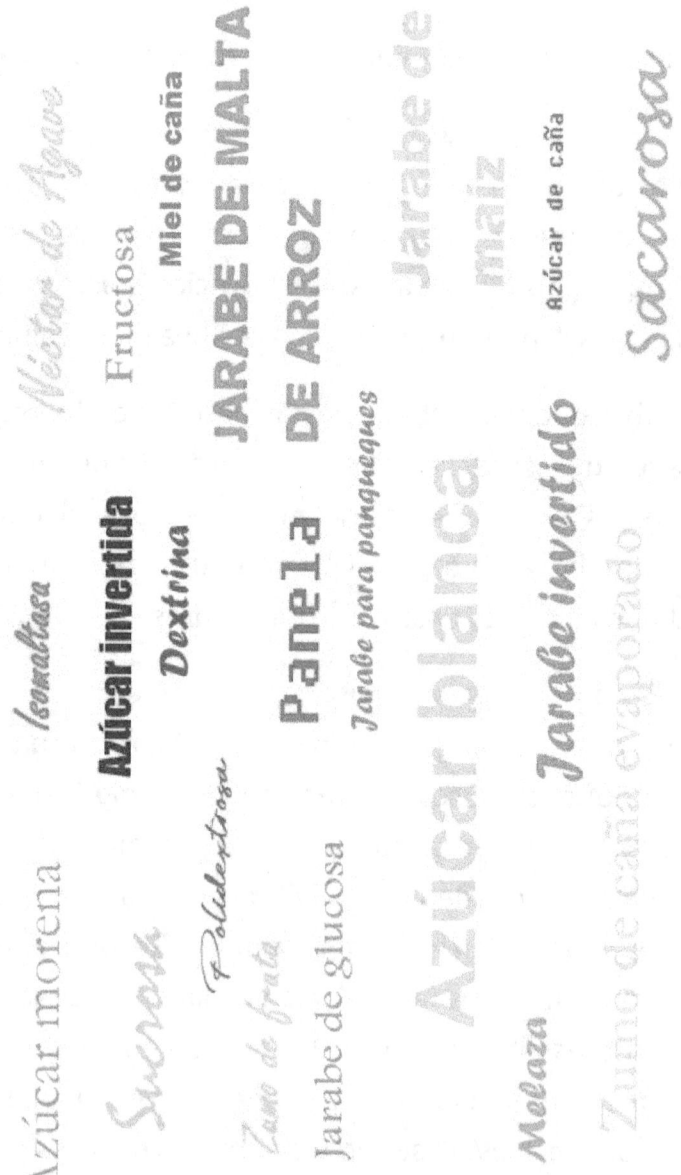

Figura 24: diversos nombres que reciben los edulcorantes en las etiquetas.

Azúcar blanco

Azúcar de caña

Azúcar de coco

Azúcar de repostería

Azúcar en polvo

Azúcar invertida

Azúcar Integral

Azúcar de Mascabado

Azúcar morena

Caramelo

Concentrados de jugos de frutas

Cristales de caña

Cristales de florida

D-Ribosa

Dextrina

Dextrosa

Extracto de malta

Fructosa

Fructosa cristalina

Galactosa

Glucosa

Isomaltasa

Jarabe de glucosa

Jarabe de maíz

Jarabe de maíz de alta fructosa

Jarabe de malta

Jarabe de malta de arroz

Jarabe de malta de cebada

Jarabe de maltosa

Jarabe invertido

Jarabe para panqueques

Jugo de caña

Lactosa

Maltitol

Maltodextrina

Maltosa

Melaza

Miel

Miel de caña

Miel de maíz

Néctar de Agave

Panela

Polidextrosa

Sacarosa

Sirope de
ágave

Sirope de arce

Solidos de
glucosa

Sorbitol

Sucrosa

Trehalosa

Zumo de fruta

Zumo de caña
evaporado

Actualmente en cualquier ciudad del mundo en un día cualquiera, casi el 70% de las personas consumen una bebida endulzada (27). Ya sea refrescos, néctares de frutas, té helado azucarado, bebidas deportivas, yogures, leches chocolatadas, etc.

Casi la mitad de los adultos en EE. UU. consumen diariamente jugos 100% de frutas, la tercera parte consumen otros tipos de bebidas azucaradas y 2 de cada 10 adultos han consumido bebidas light (sin calorías) (32), dentro de las bebidas endulzadas que más consumen los adultos son: los refrescos carbonatados, bebidas deportivas, bebidas energizantes y vitaminadas, té helado azucarado y limonada azucarada. El consumo de estas bebidas son las responsables del incremento de que muchas personas padezcan de aumenten de peso, diabetes, enfermedades cardiovasculares etc.

Las bebidas endulzadas son los alimentos que contribuyen con la mayor cantidad de azúcar en la dieta de las personas, ya que contienen demasiada azúcar, (algunas de ellas duplican y otras triplican en un solo vaso la cantidad de azúcar que se puede consumir al día). Si las personas disminuyen su consumo de bebidas azucaradas a solo 1 porción por semana o menos aún, van a disminuir su riesgo de diabetes (45).

Bebidas endulzadas

Las bebidas endulzadas son todas aquellas que contienen añadido algún edulcorante, ya sea azúcar de mesa (sacarosa), jarabe de maíz de alto contenido de fructosa (JMFA) o edulcorantes sin calorías: Estas son señaladas por las investigaciones por ser la que más han influenciado en la epidemia de obesidad a nivel mundial. Acá una breve descripción de ellas:

Bebidas endulzadas con azúcar: Líquidos o bebidas endulzados con azúcares añadidos de diversas formas.

Bebidas energizantes: Bebidas que contienen estimulantes con una combinación de cafeína u otras sustancias como vitaminas, aminoácidos, y azúcar u otros edulcorantes.

Bebidas con gas o carbonatadas: Líquidos bebibles combinados o impregnados con dióxido de carbono que son endulzados.

Bebidas light (sin calorías): Bebidas endulzadas con agentes edulcorantes que son artificiales o naturales que no tienen calorías. Por ejemplos: aspartame, sucralosa, sacarina, stevia, etc.

Todas estas bebidas azucaradas agregan calorías sin aportar ningún beneficio nutricional, por lo que se les llama calorías vacías. El consumo de estas bebidas ha aumentado de forma excesiva, especialmente entre los jóvenes.

La *Asociación Americana para el corazón* afirma que los consumos de estas bebidas pueden estar relacionadas a unas 180.000 muertes al año en todo el mundo, porque pueden causar aumento de peso y obesidad, desarrollar diabetes tipo 2, enfermedades del corazón, síndrome metabólico, hipertensión y gota.

Las bebidas gaseosas son la principal fuente de calorías en las dietas de los niños y adolescentes. Si ellos toman tan solo un vaso de bebida azucarada (240 ml) al día aumentan un 60% la posibilidad de que tengan sobrepeso u obesidad.

Las empresas productoras de estas bebidas gastan más dinero en hacer propaganda dirigida a los niños y adolescentes que cualquier otro tipo de alimento, por lo que los niños y adolescentes que más ven estos anuncios, también son los de mayor consumo de estas bebidas azucaradas.

Las bebidas endulzadas no causan saciedad comparada con los alimentos sólidos aportan una gran cantidad de calorías a la dieta, y, la mayoría están compuestas casi exclusivamente de solo 4 ingredientes: agua, azúcares añadidos, saborizantes y colorantes (162).

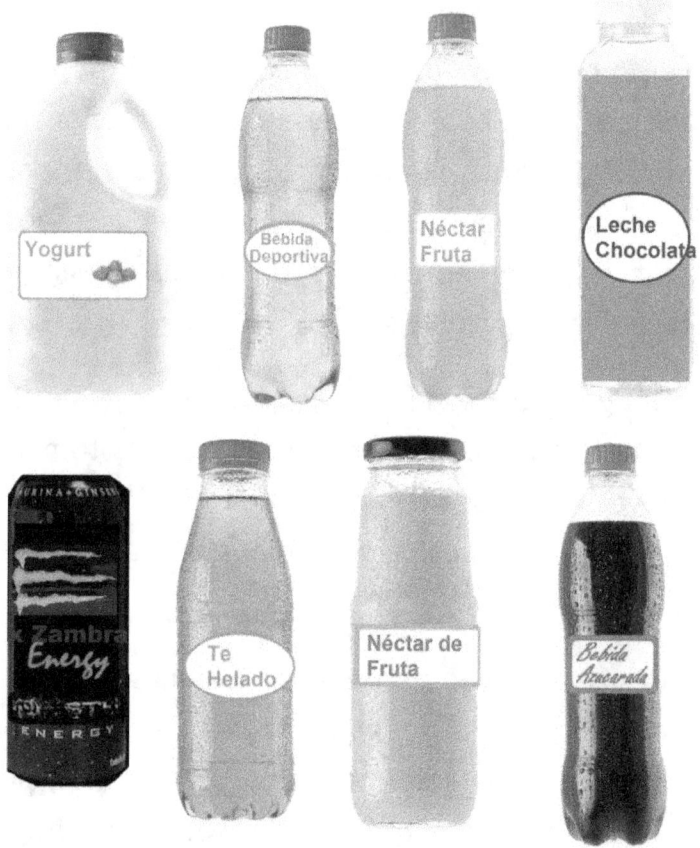

Figura 25: Las bebidas dulces son la mayor fuente de azucares en la vida de las personas.

La gran mayoría de las bebidas más populares son endulzadas con Jarabe de maíz de alto contenido de fructosa (JMFA), cuyo contenido de fructosa es superior al 55%. Se sabe que cuando se consume 20% o más de fructosa, puede provocar resistencia a la insulina, acumulación de grasa visceral y aumento de triglicéridos (124). Además, las porciones en que se consumen son normalmente grandes y puede provocar picos de glucosa y de insulina en sangre, ya que tienen una alta carga glucémica. Estos alimentos son perjudiciales para la salud y los fabricantes no están obligados a revelar cuánta fructosa tienen sus productos (125).

Las bebidas light también pueden causar aumento de peso porque pueden estimular el apetito, y de esta forma, motivar un mayor consumo de alimentos.

Consumir a diario el equivalente a 80 g / día o 16 cucharaditas de azúcar (que puede tener un vaso de bebida endulzada) dentro de una dieta habitual durante solo tres semanas, genera mayor producción de colesterol LDL (colesterol malo) y disminuye la sensibilidad a la insulina en personas sanas (151), ya que aumenta la producción de ácidos grasos nuevos en el hígado, aumenta el peso corporal y los niveles de triglicéridos (148). Este aumento del LDL-Colesterol, de ácido úrico y de los triglicéridos depende de la dosis de fructosa consumida, según las investigaciones el consumo de tan solo 10% de fructosa, produce incremento de colesterol LDL, y triglicéridos (141).

Las bebidas azucaradas, como jugos de frutas, agua azucarada o infusiones azucaradas, nunca deberían darse a los bebés, ya que pueden reemplazar, de forma negativa, a la leche materna o la fórmula infantil disminuyendo la cantidad de nutrientes que deben recibir los bebés. De la misma manera los niños y adolescentes que consumen estas bebidas azucaradas, están remplazando la leche, por lo que van a tener una ingesta inadecuada de calcio, hierro y vitamina A (49).

Jugos de fruta

Rosa quiere mucho a su familia, le gusta que estén bien alimentados, especialmente al inicio del día. Por ese motivo, prepara casi a diario jugos naturales de fruta para el desayuno, sin azúcar ni miel. Cuando los prepara no se pierden las vitaminas y demás nutrientes, pero los azúcares intrínsecos de la fruta se convierten en azúcares libres. De ese modo, el cuerpo recibe una carga muy grande de azúcares en un corto periodo de tiempo, y eso puede traer problemas a la salud, ya que el cuerpo tiene que liberar insulina de forma rápida, produciéndose picos de insulina en sangre. Precisamente, son estos picos de insulina los que causan el mal funcionamiento de diversos órganos. Además, si Rosa cuela los jugos, se pierde gran cantidad de fibra y si, además, los endulzara, tendrían mayor cantidad de calorías.

Las diversas investigaciones acerca de si el consumo de jugos naturales es o no saludable tienen algunos matices. Los jugos de frutas 100% naturales pueden mantener la mayor parte de los nutrientes y de las sustancias bioactivas de la fruta entera y ayudar a prevenir enfermedades y mejorar la salud, como parte de una dieta equilibrada (73). Pero si se toman con mucha frecuencia, se corre el riesgo de consumir demasiados azúcares, ya que (dependiendo de las frutas) pueden tener de 100 a 120 gramos de azúcares libres por litro; por ejemplo, el jugo de naranja tiene de 51 a 57 g de fructosa por litro de jugo, que es una cantidad muy grande.

Siempre es mejor comer la fruta entera, quizá como ensalada, porque los jugos de fruta, a pesar de tener la misma cantidad de vitaminas, minerales y calorías, producen menos saciedad, ya que carecen de fibra, se consumen muy rápido y producen picos de glicemia en la sangre, en comparación con lo que sucede al masticar la fruta entera (11). Cuando comemos la fruta entera, no se dan picos de insulina porque, al tener que masticar la fruta, los azúcares demoran en liberarse y tardan un poco en llegar a la sangre. En consecuencia, no se producen ni picos de azúcar ni de insulina en la sangre. Así mismo, cuando preparamos jugos de fruta se consume más de una fruta, aumentando la cantidad de azúcar que se ingiere.

Por todo lo anterior, la Academia Estadounidense de Pediatría recomienda que los niños pequeños limiten el consumo de jugo de frutas y da las siguientes recomendaciones: los niños entre 1 y 3 años deben consumir como máximo 120 ml/día (aproximadamente media taza); los niños de 4 a 6 años pueden consumir de 120 a 180 ml, esto equivale a tres cuartos de taza de consumo diario; y los mayores, que van de 7 a 18 años, pueden consumir 240 ml de jugo al día, lo cual equivale a una taza de jugo al día.

Además, es posible que el intestino no absorba correctamente los jugos de frutas con alto contenido de azúcares, sobre todo cuando se trata de una cantidad considerable. En este caso, puede producirse diarrea, flatulencia, distensión y dolor abdominal.

Rosa ya comprendió que el consumo habitual y repetido de jugos de frutas, por el alto contenido de fructosa en ellas, puede actuar como si fueran azúcares añadidos y así contribuir a repetidas cargas glucémicas en la dieta, lo que puede desencadenar una diabetes (15). Por eso, Rosa ahora prepara con más frecuencia ensaladas de frutas con yogurt natural sin azúcar.

Rosa sabe que si come frutas y verduras diariamente, disfrutará de la ventaja de una dieta saciante, con poca cantidad de calorías, alto contenido de fibra y muchas vitaminas, minerales.

Jarabe de maíz con alto contenido de fructosa (JMAF)

El jarabe de maíz es un edulcorante que se usa comúnmente para endulzar refrescos, y en la fabricación de alimentos (postres, cereales para desayuno, yogures, y aderezos) en remplazo del azúcar de mesa. Su fórmula química es similar al azúcar de mesa (sacarosa). Pero tiene mayor porcentaje de fructosa que el azúcar de mesa.

El consumo de alimentos con altos contenidos de fructosa propicia la mayor producción y acumulación de grasas en el hígado, y esto va a provocar un aumento de la liberación de triglicéridos de muy baja densidad, que también se van a depositar en el músculo, lo cual conlleva un mayor riesgo de enfermedad cardiovascular y de diabetes (110), también aumenta la producción de colesterol (94), aumenta el estrés oxidativo y la inflamación de todas las células (139), incluso niveles muy bajos de fructosa pueden estimular la formación de nuevas células grasas durante los períodos de crecimiento, por varios mecanismos entre ellos alterando la función de las hormonas del hambre y la saciedad (149).

El JMFA tiene 65 % de fructosa. El JMFA es más económico que el azúcar de mesa, por lo que es más usado por la industria alimentaria, además le da a los productos procesados mayor tiempo de conservación y mejor apariencia (158). Ayuda a mantener los productos horneados con cierta humedad; se diluye fácilmente en bebidas azucaradas. El JMAF prácticamente ha reemplazado a la sacarosa en la fabricación de las bebidas azucaradas. Los alimentos con mayor cantidad de fructosa son las bebidas carbonatadas (gaseosas), que en algunos casos pueden contener hasta 65% de fructosa.

El JMAF aparece en las etiquetas de los productos procesados con otros nombres que les dan los fabricantes, tales como: isoglucosa o glucosa-fructosa.

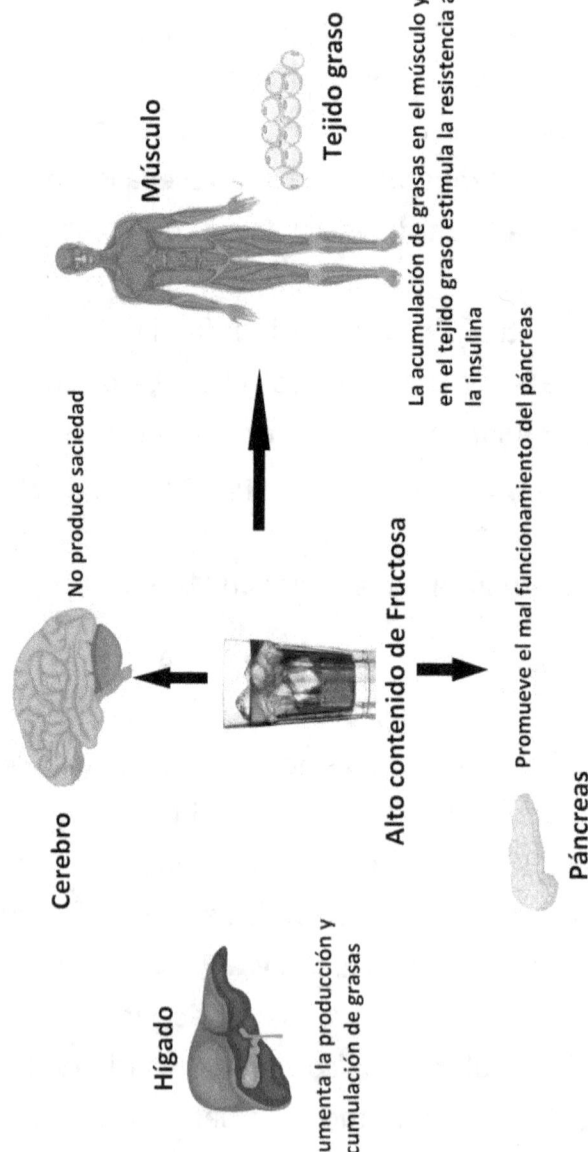

Figura 26: Efectos del consumo excesivo de fructosa, presente en las bebidas azucaradas adaptado de Mooraian.

Consecuencia del consumo de azúcar en las diferentes etapas de la vida

El consumo de productos endulzados afecta la salud desde la concepción. Ahora conoceremos como afecta según la edad de su consumo.

Efectos del consumo de azúcar de los padres en sus futuros hijos

Abel no tiene familiares con diabetes, pero a su hijo de 12 años con sobrepeso le han diagnosticado diabetes infantil. "¿Por qué?", se pregunta Abel, ni sus padres ni los de Ana, su esposa, son diabéticos. Él no recuerda que antes de embarazar a Ana era un gran consumidor de bebidas deportivas y que Ana, quien lo acompañaba en los ocasionales partidos de futbol cuando eran novios, también se tomaba un refresco azucarado y comía un pastel mientras veía correr a su novio en el pequeño campo de futbol.

Las investigaciones han demostrado que la dieta de los padres antes del embarazo tiene una gran influencia sobre la salud del feto y el futuro niño (60), si uno de los padres ha consumido moderadas o grandes cantidades de azúcar, esto va a afectar de forma negativa a su futuro hijo.

El hijo de Abel no es responsable de lo que comen o comieron sus padres ni tampoco de lo que come durante su infancia, ya que él y todos los niños no deciden qué comer; sin embargo, asumen las consecuencias de las malas elecciones de alimentos de sus padres (ídem). Algunos investigadores llaman a esto "consumo de azúcar de segunda mano" y como veremos puede tener mucha influencia en la salud de los niños.

Efectos del consumo de azúcar sobre la madre durante el embarazo

Isabel sonrió y le dijo a Manuel: "ya sé, quiero un helado de chocolate con chispas y mi pastel favorito". Manuel, que se considera un buen esposo, salió rápido a conseguir los antojos de Isabel. Estos episodios no eran esporádicos, se repetían con cierta frecuencia, e Isabel se sentía feliz cada vez que Manuel la "consentía".

Meses después, subió 6 kilos más de los que necesitaba subir y padeció diabetes del embarazo (ahora ella tiene mayor probabilidad de sufrir diabetes por siempre), entonces dio luz a un robusto niño de 4,8 kg que tendrá altas posibilidades de tener sobrepeso cuando sea adulto.

Además, los antojos de Isabel "reprogramaron la mente" de su niño a preferir los alimentos dulces. Estas preferencias por lo dulce lo convertirán en un consumidor de productos azucarados toda su vida, lo que va a aumentar su riesgo de padecer obesidad y otras enfermedades relacionadas a ella.

El hijo de Isabel actualmente sufre de reacciones alérgicas exageradas e incluso asma, otra consecuencia no muy conocida del consumo excesivo de azúcares durante el embarazo (17).

Aumento de peso

"Se sabe que hoy en día casi la mitad de las mujeres empiezan la gestación con sobrepeso", dijo la Dra. Thany cuando le preguntaron sobre los principales problemas de salud de las gestantes. "Hoy en día muchas madres comen por dos y así no debe ser. Las necesidades de energía dependen de cada etapa de gestación, por lo que la madre debería siempre asistir a sus controles para que le expliquen qué y cuánto debe comer" (58).

"Los "antojos" que promueven el consumo de alimentos azucarados (principalmente chocolate, dulces diversos y bebidas azucaradas) durante la gestación son los que provocan el mayor aumento de peso en las gestantes", acotó la Dra. (102). Estos alimentos no solo dejan un exceso de calorías, también afectan el metabolismo de las personas.

Así mismo, la Dra. recomienda que, para que las gestantes recuperen el peso y la salud, es más importante reducir la ingesta de dulces, bocadillos y bebidas azucaradas antes que hacer dietas restrictivas (132).

Diabetes gestacional

A Isabel le detectaron exceso de azúcar en la sangre (hiperglicemia) durante su embarazo. Esta hiperglicemia condicionó que su hijo naciera más grande que el promedio (más de 4,8 kg) y lo predispuso a tener dificultad para respirar. Pero el desenlace pudo ser peor, ya que la hiperglicemia puede provocar muerte fetal.

Durante su embarazo, que se caracterizó por un alto consumo de alimentos procesados con gran cantidad de azúcares, se produjo la diabetes del embarazo. El mayor y más importante peligro de esto es que aumentó en gran medida la posibilidad de que tanto ella como su hijo sufran diabetes en cualquier momento de sus vidas (100).

El alto consumo de alimentos procesados con azúcares añadidos durante el embarazo por parte de Isabel se vio reflejado cuando llenó la encuesta de alimentación diaria que le entregó la nutricionista del hospital donde asistía. Isabel consumía 5 bebidas azucaradas por semana, este hecho incrementó su riesgo de padecer diabetes gestacional en un 22 % (44).

Ahora se arrepiente de no haber escuchado a la nutricionista cuando le explicó que tenía que cambiar estos refrescos por agua y a los alimentos procesados por vegetales, frutas, cereales integrales y menestras.

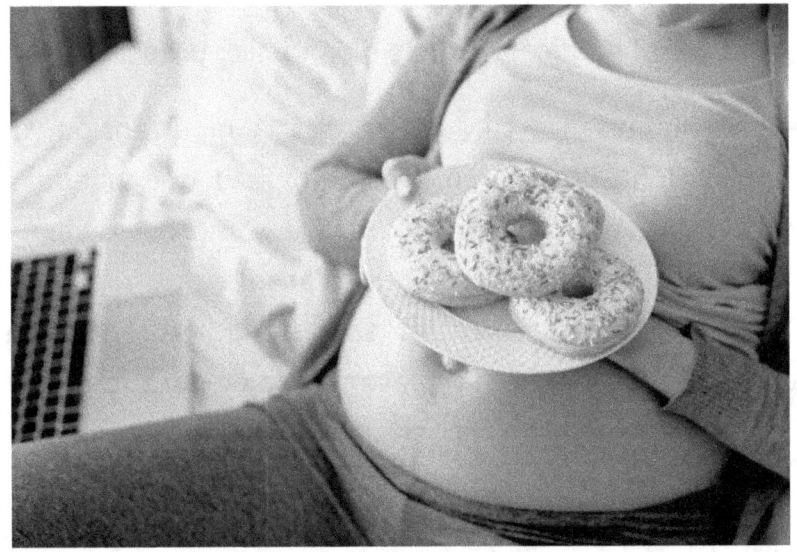

Figura 27: gestante con malos hábitos alimenticios

Isabel estaba muy emocionada antes de embarazarse, pero ahora se ha enterado de que por su mala alimentación su pequeño hijo es muy propenso a padecer obesidad y enfermedades del corazón. Ella misma también tiene una alta posibilidad de padecer enfermedades cardiacas durante los primeros diez años después de ese embarazo (47).

Preeclampsia

Juana es amiga de Isabel. Se conocieron en una de las citas

de control de embarazo, congeniaron muy bien y tenían los mismos gustos por los pasteles y bebidas azucaradas que compartían una vez a la semana después de la consulta. En la semana 22 de gestación a Juana se le comenzaron a hinchar las piernas. Ella creía que era por el embarazo, pero cuando comenzó a sentir dolores de cabeza fue al médico, quien le diagnosticó preeclampsia.

La preeclampsia se caracteriza por la hipertensión, una complicación seria durante el embarazo que puede ser causa de muerte tanto de la madre como de su hijo. La preeclampsia puede afectar la placenta, los riñones, el hígado, el cerebro y otros órganos de la madre. También puede provocar que la placenta se separe del útero (desprendimiento de la placenta) y causar un parto prematuro o la pérdida del embarazo.

Una de las causas de la preeclampsia son las malas decisiones al momento de escoger los alimentos. El alto consumo de comidas azucarada y una baja ingesta de fibra dietética pudieron haber influido en el riesgo de Juana de sufrir preeclampsia. Si ella hubiera consumido una mayor cantidad de frutas frescas, hubiera tenido menos riesgo de contraer preeclampsia (23). Las frutas proporcionan vitaminas, minerales y fibra que pueden actuar como factores de protección contra la preeclampsia.

Parto prematuro

Narda también se reunía con Isabel y Juana a "engreírse"

con alimentos azucarados, sus preferidos eran las bebidas azucaradas. Ella no sabía que el consumo diario de una sola bebida endulzada con azúcar aumenta el riesgo de parto prematuro en un 25 % (46). Ella se sentía segura porque consumía gaseosas *light*, pero, ahora el riesgo de parto prematuro es mayor, un 38 %, y aumenta más por cada vaso adicional de bebidas *light* que toma (65).

La Dra. Thany le explica a Narda que, si sus hábitos de consumo de alimentos azucarados continúan, su bebé podría nacer antes de término con las consecuencias de tener inmadurez de los pulmones, dificultad para regular la temperatura corporal y un lento aumento de tamaño. Además, quizá va a necesitar hospitalización.

Las tres amigas, además de consumir con frecuencia pasteles y bebidas azucaradas, tenían una dieta de baja calidad, ya que consumían pocas frutas, verduras y cereales integrales (54). Las malas decisiones al momento de ir al supermercado para hacer las compras de víveres han reducido las posibilidades de que estas amigas y sus hijos gocen de buena salud.

La edad primordial

Por los hábitos alimenticios de los padres, algunos bebés pueden tener riesgo de sufrir bajo peso al nacer, otros lo contrario, tienen riesgo de sufrir sobrepeso. Aunque como vemos en los dos casos, ninguno es saludable para el recién nacido.

Alimentos azucarados y el peso

¿Es mi hijo?

Aleksander es noruego y mide 1,92 metros. Es fuerte y no se explica que Gyda, su esposa, tan alta y fuerte como él, haya tenido a su primogénito con un peso y tamaño más bajo que el promedio (nació con 2,2 kg). Los doctores le explicaron que el tamaño pequeño de su niño se debió a las grandes cantidades de glucosa en la sangre de Gyda, provocado por el consumo diario de su gaseosa favorita.

"Sí es tu hijo", le dijeron, "pero tu esposa no tuvo una buena alimentación durante el embarazo". Ahora Aleksander no se siente bien, pues él recuerda que él mismo compraba los paquetes de gaseosa en lata que tanto le gustaban a Gyda (62).

Gyda había aumentado de peso, por lo que nadie imaginó que su hijo nacería tan pequeño. La Dra. Thany les explicó que Gyda había subido de peso por exceso de calorías, pero su alimentación no tuvo los nutrientes suficientes para que su bebé se desarrollara de forma óptima, por lo que padeció desnutrición en el útero, disminuyendo su potencial de crecimiento.

Al momento del parto, el bebé pudo haber presentado asfixia, aspiración de meconio o hipotermia, además, es más susceptible a infecciones prolongadas y severas y tiene hasta tres o cuatro veces más riesgo de morir, especialmente por episodios de diarrea o infección respiratoria aguda. La susceptibilidad de morir por infección se mantendrá aun cuando sea un adulto joven, con un riesgo hasta diez veces más alto. Cuando sea adulto también presentará mayor riesgo de padecer enfermedades crónicas como hipertensión arterial, diabetes tipo II, obesidad y osteoporosis.

El bebé de Aleksander necesitará atención especial en la unidad de cuidados intensivos neonatales hasta que suba de peso y esté lo suficientemente fuerte como para irse a casa. Ahora la salud del pequeño va a depender de los cuidados de Gyda y que le dé pecho, ya que la lactancia materna tiene muchos beneficios para la salud del bebé.

La leche materna contiene todos los nutrientes que el bebé necesita durante los primeros seis meses de vida. Lo protege contra la diarrea y las enfermedades comunes de la infancia, como la neumonía, y también puede tener beneficios a largo plazo para la salud del niño.

¿Superbebes?

Leo es un niño poco activo, pero «nació muy grande, pesaba casi 5 kilos», cuenta Sonia, su madre.

Cuando a Leo le hicieron los análisis de sangre, encontraron que tenía altos niveles de fructosa, incluso más altos que los de su madre (64).

El exceso de alimentos azucarados consumidos por Sonia durante el embarazo había provocado que Leo naciera muy grande y que le dieran el apelativo de «Superbebe» por ser más grande y con mayor peso que los demás bebé.

Los alimentos procesados y las bebidas dulces muchas veces contienen jarabe de maíz con alto contenido de fructosa. Es este exceso de fructosa el motivo por el cual Leo gano mucho peso, nació con un gran tamaño y una barriguita muy grande. Erróneamente, a los recién nacidos con esas características les llaman "Superbebes" cuando, en realidad, son candidatos a tener enfermedades metabólicas durante toda su vida (33).

Sonia no lo sabe, pero si hubiera endulzado sus bebidas con edulcorantes light, Leo también habría nacido con sobrepeso (60). Los edulcorantes sin calorías también pueden provocar obesidad, diabetes e incluso pueden provocar partos prematuros y mayor riesgo de que los niños sufran enfermedades alérgicas.

Los médicos decidieron que Leo naciera por cesárea, para evitarles complicaciones a él y a Sonia. Nacer por cesárea aumenta el riesgo de sufrir enfermedades como: diabetes, obesidad, asma, rinitis, eczema y alergias alimentarias, ya que los bebés no adquieren naturalmente las bacterias beneficiosas (microbiota) de su madre.

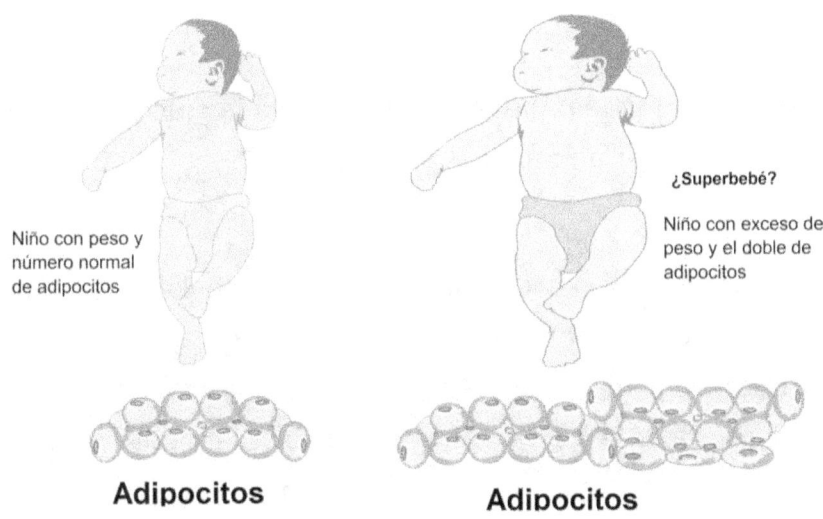

¿Superbebé?

Niño con peso y
número normal
de adipocitos

Niño con exceso de
peso y el doble de
adipocitos

Adipocitos

Adipocitos

Figura 28: Los bebés que nacen con mayor peso, por el alto consumo de productos azucarados durante la gestación por parte de la madre, tienen mayor cantidad de adipocitos y mayor probabilidad de tener sobrepeso en cualquier etapa de su vida.

El exceso de peso de Leo, en el momento de su nacimiento, permite pronosticar que, tanto cuando sea niño como cuando sea adulto, tendrá mayor riesgo de padecer obesidad, ya que durante esta etapa de su desarrollo formó una mayor cantidad de adipocitos (las células que acumulan grasa) (138). Cuando a edades tempranas hay un exceso de calorías provocado por el mayor consumo de alimentos azucarados se van a formar más adipocitos, es como si un niño con alimentación saludable deba formar solo 1000 adipocitos, pero un niño alimentado con exceso de azucares va a formar 2000 adipocitos y de mayor tamaño, estos adipocitos son como globos que en cualquier momento van a llenarse de grasas provocando obesidad.

Leo también va a tener mayor riesgo de desarrollar hipertensión y de padecer intolerancia a la glucosa, lo que puede terminar en una diabetes tipo 2 (2).

Alimentos azucarados y aprendizaje

El sobrepeso no es el único problema de Leo, también tiene menos memoria, menos capacidad de aprendizaje y, durante su niñez, su capacidad de comunicación oral también va a ser menor que la de sus amiguitos cuyas mamás se alimentaron mejor, con menos azúcares (36).

Al igual que Leo, otros niños cuyas madres consumieron bastantes alimentos azucarados durante la gestación van a experimentar una «reprogramación» que los va a estimular para preferir los sabores dulces, ya que están acostumbrados a sentir estos sabores desde que están en el útero (49). Durante la gestación, cuando Sonia consumía alimentos azucarados, esos azúcares atravesaban la placenta y llegaban hasta el cerebro de Leo, desencadenando una mayor liberación de dopamina. Este aumento de dopamina producía mucho placer en su cerebro en formación, lo cual predispuso a Leo para que siempre prefiriera alimentos con sabores dulces, acostumbrándose a experimentar placer después de comer ese tipo de alimentos (63). De ese modo, por sus preferencias alimentarias aumenta el riesgo de padecer exceso de peso y otras enfermedades.

Lo que ha sucedido con Leo es porque Sonia tiene poca educación nutricional, por este motivo, es probable que le Leo lacte menos tiempo y que comience a comer alimentos sólidos a una edad más temprana, agravando el riesgo de que padezca obesidad (10).

La edad decisiva

El gusto por el sabor dulce es innato, como hemos visto anteriormente, ya que la evolución nos preparó para preferirlo y, por ese motivo, los niños siempre se inclinarán por lo dulce. Sin embargo, esta preferencia se puede y se debe modelar. Veamos el caso de Christina.

Durante la gestación de Christina, su mami siempre tuvo una dieta balanceada con verduras, menestras, frutas, cereales y pescado, evitando alimentos procesados y dulces, de tal forma que Christina nació muy sana.

Durante sus primeros 6 meses, fue alimentada solo con leche materna y, cuando empezó a comer alimentos sólidos, estos eran a base de alimentos naturales. Por lo tanto, Christina no consumió ningún producto procesado, menos aún dulces ni bebidas azucaradas. Como no había probado dulces, en una oportunidad cuando tenía 3 años su tío, le ofreció a probar un caramelo. Para sus papilas gustativas fue un sabor tan intenso y la sensación fue como si quemara, que inmediatamente lo rechazó, sus padres se sintieron contentos, porque sabían que habían educado nutricionalmente muy bien a Christina.

Cuanto más variados y naturales sean los alimentos que consuma Christina, mayor variedad de sabores tendrá para disfrutar, lo que contrasta con las comidas rápidas, que tienen un sabor monótono, donde predomina las grasas, harinas refinadas y azúcares.

La mamá de Christina sabe que mientras más temprano eduquemos sobre alimentación saludable, los resultados serán más favorables y predecibles. Por eso, le proporciona a su hija una alimentación muy variada y natural, libre de azúcar: de esta forma educa su paladar y se asegura de que la diversidad de su microbiota intestinal sea mayor, lo que le va a asegurar una buena salud.

A diferencia de la madre de Christina, Carmen su prima, le pareció dio a probar bebidas azucaradas a su bebe de 10 meses (según las estadísticas, la mitad de las madres lo hacen). Su razonamiento fue «una vez al año, no hace daño». Sin embargo, este acto que se suponía que era solo una vez al año, se volvió habitual —hasta una vez por semana— después que su niño cumplió un año. Así, a partir de los 16 meses, ya había probado muchas de las variedades de alimentos dulces. Al año comió «mi primer cereal»; a los 16 meses, «mi primer yogurt», la lista y preferencia de estos productos fue aumentando progresivamente con la edad, de tal manera que a los 2 años ya habían consumido algún producto endulzado (85).

Los alimentos azucarados no deberían incluirse en la dieta de los niños menores de 2 años, explica la Dra. Thany (162). Los primeros 2 años de vida son una etapa muy importante para el crecimiento óptimo de los niños y se sabe que es un período crítico que puede ser el inicio de la obesidad infantil (21). Cuando los niños consumen alimentos azucarados forman mayor cantidad de adipocitos, que es el tejido que forma la grasa y los rollitos, van a crecer muy rápido y en exceso, porque su potencial de crecimiento está en su punto más alto (87) lo cual va provocar sobrepeso y obesidad.

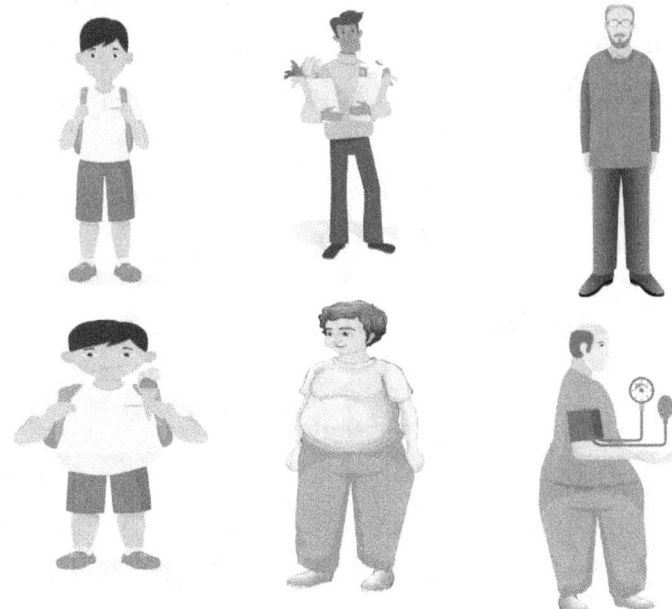

Figura 29: Los niños con sobrepeso tienen mayor probabilidad de tener enfermedades metabólicas cuando son adultos.

Carmen para apaciguar el llanto de su niño le da agua o alguna infusión azucarada, pero esta práctica lo único que logra es reforzar la predilección por el sabor dulce y las bebidas azucaradas, con las consecuencias que esto puede traer para la salud. Además, se pierde la oportunidad de brindarle un alimento con nutrientes, como leche o frutas.

El hijo de Carmen tuvo un rápido y excesivo aumento de peso antes de los 2 años de vida, por lo que ahora es un niño avergonzado de su sobrepeso, y probablemente padezca obesidad de adulto (7).

Leche materna

Si le preguntaran a Christina qué sabor tiene la leche materna, ella diría que es ligeramente dulce, ya que en su composición contiene un azúcar intrínseco (la lactosa), que es la fuente de energía de los bebes (12). La lactosa está compuesta de una molécula de glucosa y otra de galactosa y es el azúcar presente en todas las leches.

En su composición, la leche materna también tiene otros azúcares, a los que se les llama oligosacáridos de la leche humana (HMO sus siglas en inglés), que tienen función prebióticos. Eso quiere decir que sirven como alimento para las bacterias saludables que viven en el intestino de los bebés, las cuales brindan muchos beneficios para la salud del recién nacido amamantado, tales como evitar que las bacterias peligrosas se adhieran al intestino de los bebés reduciendo el riesgo de infecciones (22). Los HMO ayudan a que el crecimiento y desarrollo infantil sean óptimos (112).

La leche materna es el mejor alimento para los bebes durante los seis primeros meses de vida, porque proporciona un suministro de nutrientes óptimo que favorece su crecimiento y desarrollo normal. Los bebes que son amamantados, tienen un menor riesgo de desarrollar infecciones, obesidad y diabetes.

Gracias a que Christina consumió solo leche materna, es muy inteligente y consigue mejores desempeños en las pruebas de inteligencia en las clases de estimulación, en comparación con los niños que no tomaron leche materna (61). Christina también tiene una mayor aceptación al consumo de frutas y verduras comparado con otros niños que no consumieron leche materna.

Fórmulas infantiles

La mamá de Charito tiene que trabajar y solo le ha dado de lactar un mes. Ahora, Charito es alimentada con fórmulas infantiles. Si ella pudiera describir cuál es el sabor de estas, seguramente diría que es muy dulce. Con seguridad, experimentará ese sabor único y permanente por mucho tiempo, ya que por sus ingredientes contiene muchos azúcares. Muchas de esas fórmulas están elaboradas a base de leche de vaca modificada para que se parezca a la leche materna. Contienen los minerales de la leche, además de vitaminas, pero no tienen las mismas concentraciones de vitaminas y minerales que la leche materna. En ocasiones, Charito sufre de constantes episodios de irritabilidad y cólicos. Es probable que estas fórmulas sean la causa de esos problemas.

Si bien es cierto que la leche materna es dulce, también tiene otros sabores y aromas, dependiendo de lo que haya comido la madre, porque la leche materna es muy dinámica, va cambiando según la edad del niño, la alimentación materna e incluso las horas del día (50).

Charito tiene más probabilidad de tener sobrepeso, y eso puede deberse a la composición de la fórmula, que contiene mucha cantidad de azúcares, o a la forma en que se prepara y se sirve a los bebés. Muchas veces, la proporción de agua y fórmula no es respetada y puede haber un exceso de fórmula en la mezcla, lo que provoca una mayor carga de azúcares, grasas y proteínas, que no es saludable (7). Charito también tendrá mayor riesgo de padecer de sobrepeso la infancia e incluso en la adultez.

Muchas de estas fórmulas infantiles tienen una composición que incluyen azúcares añadidos como jarabe de maíz. Este tipo de azúcar no se encuentra en la leche materna y contiene mucha fructosa. La mayoría de estos productos contienen más de 5 g de azúcares y, en algunos casos, más de 7,5 g de azúcar por 100 ml, lo cual va en contra de las recomendaciones de pediatras y nutricionistas y pueden predisponer a Charito a tener preferencia, por consumir alimentos con azúcares añadidos, como bebidas azucaradas y golosinas, entrando en un círculo vicioso de alimentos dulces.

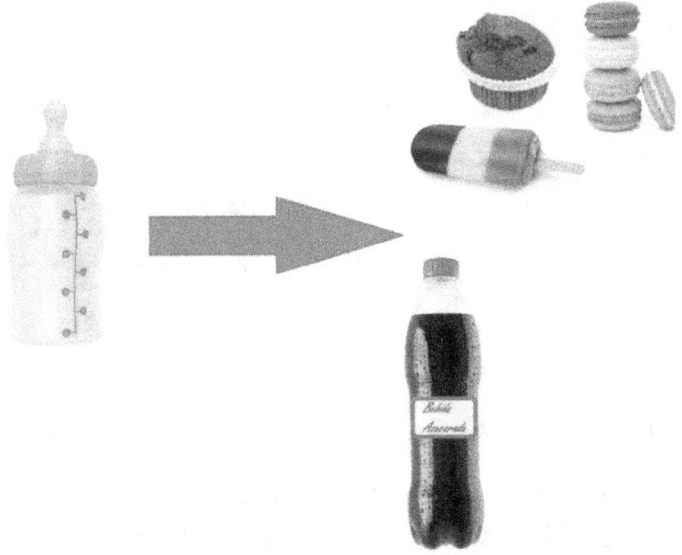

Figura 30: Los niños que son alimentados con leche de fórmulas tienen mayor predisposición a preferir alimentos azucarados cuando sean mayores.

Las leches de crecimiento

Estas son indicadas a partir de los 6 meses de vida, coincidiendo con la introducción de alimentos de consistencia semisólida y luego sólida. Este tipo de fórmulas lácteas fabricadas a base de leche de vaca tienen un contenido alto en azúcares (sacarosa, lactosa o maltosa), a veces tienen pequeñas cantidades de miel de abeja y, algunas son aromatizadas con vainilla (136). Muchas de ellas superan el contenido en azúcares totales de la leche entera de vaca. Estas cantidades de azúcares no siguen las recomendaciones de la Organización Mundial de la Salud ni de los nutricionistas. Además Muchas veces, su lista de ingredientes no es muy clara y puede inducir a error a los padres (8).

Según la Autoridad Europea de Seguridad Alimentaria, estas leches de continuación o crecimiento no son necesarias, aunque son una forma de mejorar el consumo de ciertos nutrientes en los niños de corta edad que no tienen una dieta equilibrada (136).

La edad de la pureza y la mentira de la energía: Martita

María alimenta a Martita, que tiene 7 años, tal como ella fue alimentada cuando era niña. Apenas empezó a darle alimentos sólidos, se cercioró de darle la mayor variedad de verduras para modelar sus preferencias alimenticias, dejando de lado alimentos de sabor dulce (50). En casa de María nunca había (ni hay) golosinas ni bebidas azucaradas, ni ella ni su esposo consumían estos alimentos, pues querían que su hija creciera saludable y la educaban con el ejemplo.

María sabía que no tiene que seguir la moda de sus amigas que compran todos los alimentos cuya publicidad salía en la televisión. Desconfiaba, sobre todo, de aquellos que dicen tener más energía (en sus etiquetas «20% extra de energía» a todo color) pues sabía que estaban cargados de azúcares añadidos, y era consciente de que la forma en que ella alimentaba a su niña aseguraba la cantidad necesaria de calorías para un desarrollo saludable.

María nunca premió a Martita por sus buenas acciones y calificaciones con dulces, golosinas, ni con comidas en las cadenas de comida rápida, sabía que eso no es un premio. María premiaba a Martita saliendo a jugar al parque y, de esa forma, las dos eran felices disfrutando de un paseo al aire libre.

María alguna vez había escuchado que la Asociación Americana para el corazón recomendaba que los niños consumieran como máximo el equivalente de 5 cucharaditas de azúcar diarias, y ella sabía que alimentos procesados como yogures, leches chocolatadas, cereales de desayuno contienen quizá más de esa cantidad, por lo tanto, en casa no los compraba.

Martita obtiene buenas calificaciones, y tiene gran facilidad para expresarse con un variado vocabulario en la escuela. Además Martita, que come gran variedad de frutas y verduras, tiene mayor coordinación de movimientos y equilibrio, es ágil y elástica, y consigue puntuaciones más altas en las pruebas de inteligencia que sus compañeritos. Las investigaciones están demostrando que estas diferencias, también se deben, a que una buena alimentación proporciona todos los nutrientes necesarios para que su desarrollo físico y mental sea de forma óptima potenciando el máximo de sus capacidades (117).

El hijo de una de las amigas de María tiene exceso de peso y no es tan listo como Martita. Su madre le da jugos de frutas procesados y néctares comerciales comprados en el supermercado y esa, probablemente, fuera una de las causas de su sobrepeso y de un menor desempeño académico. Esos jugos, durante su proceso de fabricación, pierden vitaminas, minerales, además, los fabricantes de estos productos les agregan azúcar para que sean más dulces y gusten más (36). Por lo que son menos saludables y no son tan nutritivos como las frutas y verduras enteras.

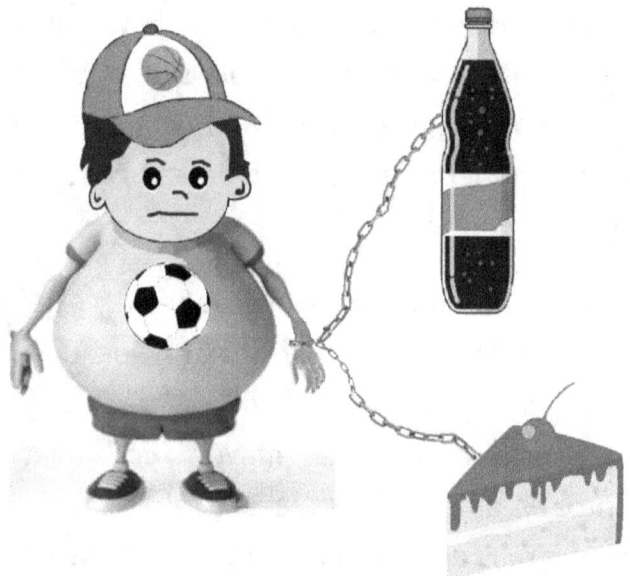

Figura 31: Muchas veces los niños se sienten atrapados por los alimentos dulces.

En el salón de clases de Martita hay algunos niños que parecen distraídos y les cuesta concentrarse en las explicaciones de la profesora. La Dra. Thany dice que tienen TDAH (trastorno por déficit de atención y/o hiperactividad) y opina que eso se debe a que consumen de desayuno cereales azucarados, galletas y néctares de fruta. La doctora explica que después de comer alimentos azucarados los niños tienen una brusca y rápida subida y luego bajada de azúcar en sangre; lo que les produce malestar, que los pone de mal humor y sin ganas de concentrarse (167).

A Martita le gusta dibujar, su profesora le dice que es muy creativa. La profesora explica que últimamente no ve tanta creatividad entre sus alumnos. Las investigaciones han demostrado que los niños de 7 a 12 años que consumen con frecuencia alimentos y bebidas dulces tienen menos creatividad. A María le gusta leer sobre temas de salud. Sigue el blog https://sabiamentesaludable.home.blog/ y fue allí que leyó que los niños que comían con frecuencia frutas, verduras y cereales integrales, tenían más creatividad, porque las vitaminas y los minerales de estos alimentos son buenos para su cerebro, que está en pleno desarrollo (68).

La profesora de Martita comenta con su colega: « ¿Has notado que casi la mitad de los alumnos están gorditos?». «Sí.», responde su colega, «Cada año hay más niños con sobrepeso, en el colegio deberíamos tener cursos de nutrición para los padres y también talleres de alimentación saludable para los niños». En la dirección del colegio empiezan a pensar que algo se debería hacer. La directora ha leído un informe donde explican que el excesivo consumo de productos azucarados, especialmente de bebidas azucaradas, es el causante del aumento de peso de sus alumnos. En varios de los artículos científicos que consultó, se señalaba que el consumo de un solo vaso pequeño de bebidas azucaradas diariamente podía provocar aumentos considerables del peso y de la circunferencia de la cintura y que, incluso, podía generar triglicéridos altos a corta edad (70).

La directora del colegio sabe que es importante que los niños no lleguen a probar las bebidas azucaradas, ya que si las prueban al menos una vez, tienen mayor probabilidad de consumirlas con mayor frecuencia y por mayor tiempo. Por eso planteó que en la escuela las máquinas de *vending* no expendan bebidas azucaradas y que estas estén a la venta en la cafetería, solo para adultos.

María sabe lo importante que es predicar con el ejemplo, por eso no compran ni comen alimentos azucarados en casa, pero siempre tienen una fuente de frutas frescas y frutos secos a la mano. De esta forma se pueden fomentar hábitos de alimentación saludable que le asegure a Martita una buena salud en el transcurso de su vida (118).

En la casa de María están prohibidos: las bebidas azucaradas, los «néctares de fruta», las tortas, pasteles y galletas, los «cereales para el desayuno», las golosinas y también los yogures y leches chocolatadas industriales. Ni siquiera permiten que las visitas (amigos o familiares) lleven estos productos a casa (114).

Siempre se ha considerado que los jugos de fruta 100% naturales son una opción saludable, comparada con las bebidas azucaradas, debido a que proporcionan vitaminas y minerales. No obstante las investigaciones demuestran que estos jugos hechos 100% de frutas también pueden causar diabetes, porque los azúcares de las frutas licuadas se comportan como azúcares libres (45).

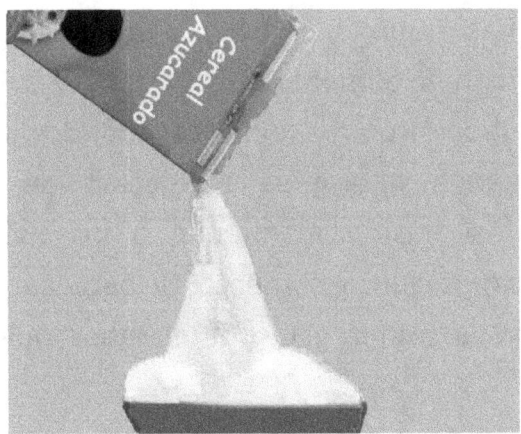

Figura 32: Los cereales de desayuno están cargados de azúcar.

Martita, en lugar de néctares de fruta, bebe leche o avena, por lo que su crecimiento es bueno y con buen desarrollo de su musculatura, con poca grasa corporal. Cuando no hay leche, la bebida de elección es agua pura y fría, como dice ella (171).

Martita ha notado que mientras más alimentos azucarados consumen sus amiguitos, menos salen a jugar y pasan más tiempo mirando televisión... ¡hasta 3 horas diarias! (103). Además, sus amiguitos llegan a clase cansados y con sueño, ya que duermen poco y su sueño no es reparador, pues cuanto mayor es el consumo de productos azucarados, menor es la calidad del sueño (135).

El primo de María, que vive en una zona residencial, ha decidido que sus hijos consuman productos *light*. Pero estos productos tienen efectos secundarios no deseados, tales como: interferir con el proceso de reeducar el gusto para disminuir o abandonar el consumo de azúcares, lo que puede hacer que en el futuro pierdan la capacidad de resistirse a comer alimentos azucarados y su microbiota intestinal puede alterarse, desencadenando una disbiosis. Además pueden alterar la regulación de la glucosa sanguínea. Así mismo mantienen a los niños en una constante exposición a alimentos y bebidas endulzados, perpetuando la preferencia por el sabor dulce hasta la adultez.

Para conservar la salud de su familia, María refuerza el hábito de no consumir alimentos de sabor dulce (146). Ahora Martita es una linda, saludable y muy inteligente adolescente que sueña con ser una gran profesional.

La edad de los cambios, los amigos diferentes

Oscar tiene 17 años y ha notado que sufre grandes cambios en su desarrollo físico y emocional. En su cerebro: se están desarrollando y madurando las áreas responsables del aprendizaje y la que busca recompensa y placer. Si en esta etapa sus hábitos alimenticios no son saludables, puede perpetuarse el hábito de comer alimentos «chatarra» ricos en grasas y azúcares.

Estos alimentos causan un impacto negativo en la función del cerebro, disminuyen la capacidad de aprendizaje y refuerzan la búsqueda de placer. Durante esta etapa, la capacidad del cerebro para cambiar su estructura y su funcionamiento es muy alta, las neuronas constantemente forman nuevas conexiones nerviosas (131), por lo que si se tienen malos hábitos alimenticios, este es un buen momento para el cambiar.

En la casa de Oscar siempre hay bebidas azucaradas y pastelitos, es por eso que tiene sobrepeso.

Oscar cree que tomar bebidas deportivas, después de las pocas veces que hace deporte, es bueno para su salud porque está «reponiendo los minerales que pierde mientras suda». En realidad, está siendo presa del marketing, ya que la publicidad solo dice una verdad a medias y no le explica que estas bebidas no son necesarias, debido a que la pérdida de minerales es mínima y las repone con los alimentos que consume durante el día. Estas bebidas lo único que hacen es proporcionar azúcar en exceso o, lo que es lo mismo, calorías vacías.

Oscar está en el mejor momento para mejorar sus patrones alimentarios, ya que esta transición hacia la adultez es una buena oportunidad para detener los hábitos no saludables previos y cambiarlos por hábitos más saludables (135). Si en esta etapa disminuye la cantidad de azúcar consumida, va a tener cambios positivos en su salud, entre los más llamativos la disminución de peso y grasa corporal (165).

Él siente que para responder mejor a las exigencias de la universidad, necesita consumir bebidas energizantes, pero ese hecho ha motivado que él ha duplique la cantidad de azúcares que consume a diario (114). El consumo de estas bebidas es doblemente perjudicial: primero, porque tienen atributos nutricionales negativos (son fuente de exceso de azúcares, sodio y no tienen nutrientes) y, segundo, las bebidas energizantes también contienen taurina y cafeína que pueden provocar comportamientos dañinos para la salud y síntomas como dolores de cabeza, dolores de estómago, hiperactividad e insomnio (159). Además, él ahora tiene un 60% más de posibilidades de desarrollar obesidad, y de aumentar su índice de masa corporal (IMC) y el ancho de su cintura (49).

Oscar quiere bajar de peso, pero siente dificultad para resistirse a las ganas de comer alimentos cargados de azúcar y grasas, y consumir bebidas, refrigerios y snacks azucarados. Siente que le falta fuerza de voluntad para dejar estas comidas. El Dr. Thany explica que en ese período de la vida se tiene menos capacidad para negarse a comer comida chatarra, ya que el azúcar produce un intenso placer que se potencia en esa etapa del desarrollo, haciendo que para él sea más difícil controlar su conducta hacia estos alimentos (4).

También duerme menos horas. y siente somnolencia, incluso a veces siente depresión, mal humor y ansiedad. Estos sentimientos que experimentan durante el día hacen que a veces busquen, equivocadamente, más alimentos azucarados para mantenerse despiertos, entrando en un círculo vicioso sin fin (30,135).

También padece acné, ya que los alimentos azucarados influyen en el desarrollo y la gravedad del acné (29), porque estimulan una mayor producción de grasa corporal que va a tapar los folículos pilosos. Los dermatólogos están recomendando dejar de consumir productos azucarados para disminuir la incidencia del acné.

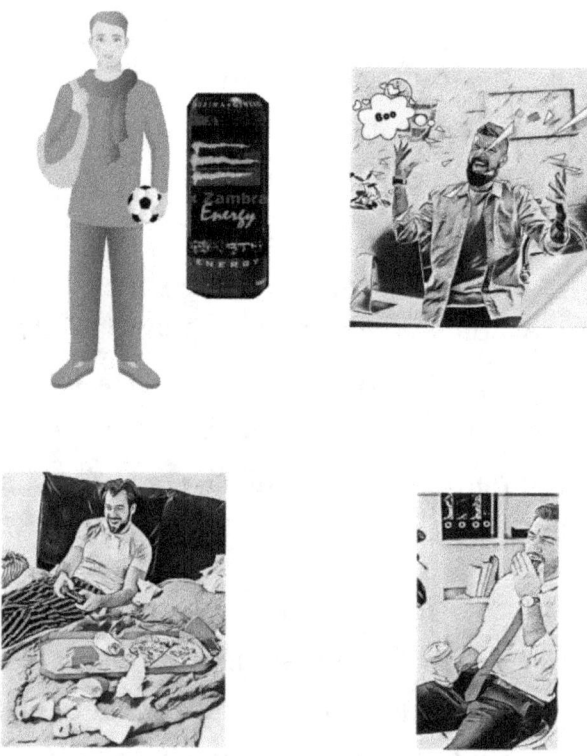

Figura 33: Las bebidas energizantes ocasionan ciclos de mal sueño, somnolencia y periodos de mal humor.

El consumo de bebidas azucaradas entre los adolescentes y jóvenes está creciendo muy rápido, sobre todo las bebidas refrescantes, las bebidas deportivas y las bebidas energizantes. También tienden a comer más comida chatarra y a ser más sedentarios. Todo eso contribuye a un círculo vicioso que lleva al aumento de peso. El consumo de estas bebidas azucaradas es el claro concepto del consumo de calorías vacías e innecesarias, ya que no tienen ningún tipo de nutriente, pero sí muchas calorías, por lo que su consumo no es para nada beneficioso (89).

A diferencia de él, Korina, que siempre tiene alguna fruta en la lonchera y, además, es considerada extravagante, ya que durante el almuerzo come ensalada de verduras y casi nunca come productos procesados con azúcares añadidos. Siempre prefiere frutas, verduras y cereales integrales: ¿será por eso que, además de linda, Korina también es la más lista del salón de clase? (26). Probablemente sea así, porque su forma de alimentarse contribuye a que tenga muchos nutrientes, como vitaminas E, C y A; polifenoles, zinc, magnesio y ácidos grasos omega-3, que ayudan a que tenga una piel muy sana y a que su cerebro esté más alerta y funcione mejor (117).

¿La edad de la plenitud?

Ramón ya tiene 43 años y desde hace unos meses, después de enterarse de que un compañero de trabajo con su misma edad sufrió un infarto al corazón, ha decidido alimentarse mejor. Él no lo sabe, pero consume demasiada azúcar. «Yo ya no uso azúcar, no endulzo nada», dice Ramón, orgulloso, pero sin darse cuenta de que consume mucha azúcar oculta en bebidas endulzadas como refrescos, néctares de frutas y bebidas deportivas. El consumo de estas bebidas aumenta enormemente su consumo total de azúcares añadidos, de tal manera que supera los niveles aceptables, los cuales, según la OMS, deben ser inferiores al 10% de la ingesta total diaria (96).

Cuando Ramón bebe un vaso de 350 ml de una bebida

azucarada, está consumiendo 250 calorías, en 40 g de azúcar de exceso. Este vaso de refresco diariamente puede producir una ganancia de peso de 500 gr en un periodo de un año (119). Por lo cual, el consumo de bebidas endulzadas y deportivas es una de las causas del exceso de grasa corporal acumulada que tiene Ramón.

Tania, su hermana, también consume estas bebidas azucaradas, pero ella por ser mujer tiene mayor probabilidad de padecer obesidad. Las diferencias hormonales entre hombres y mujeres hacen que estas, al tener más estrógenos, tiendan a acumular mayor cantidad de grasa; mientras que los hombres, al tener más testosterona, pueden tener un mayor desarrollo muscular y menor acumulación de grasas.

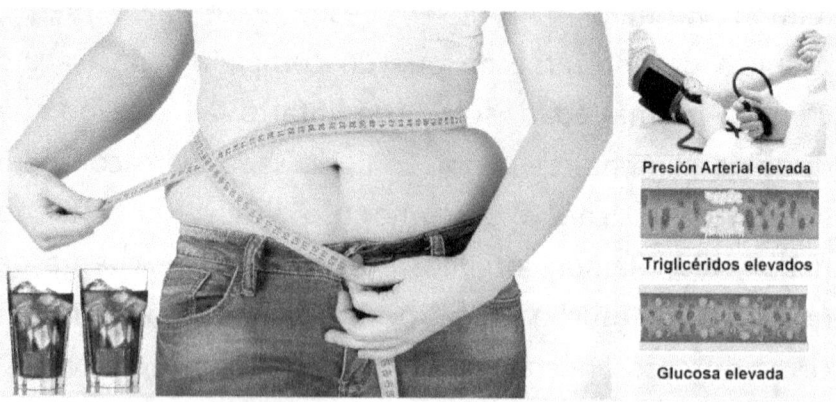

Figura 34: El consumo de bebidas azucaradas puede causar glucosa elevada, triglicéridos elevados y presión arterial alta.

Ramón no sabe por qué, a pesar de alimentarse «bien» y de jugar un partido de fútbol una vez a la semana con sus amigos, hace algún tiempo que los pantalones le quedan más ajustados. Todos los días él toma un vaso diario de refresco a media mañana, "para despertar la mente", además, siempre tiene antojo de comer un pastelito. Cuando una persona come un alimento endulzado tiene más ganas de comer alimentos dulces, y así acaba consumiendo muchas calorías en exceso (96,97).

Después de ingerir su gaseosa y su pastelito, en el organismo de Ramón se produce una rápida liberación de insulina a la sangre (lo que se llama pico de insulina), por lo cual sus células están en constante contacto con gran cantidad de insulina. Esto ocasiona resistencia a la insulina que causa que la glucosa ya no ingrese a las células, se queda en la sangre; luego el cerebro reconoce que hay mucha glucosa en sangre y envía señales para liberar más insulina, produciéndose un círculo vicioso sin final, en el que se refuerza la resistencia a la insulina. Cuando el consumo de alimentos con mucha azúcar es frecuente, puede producirse resistencia a la insulina y después una diabetes tipo 2. El círculo vicioso de más azúcar en sangre, seguido de más insulina, desencadena mayor producción de sustancias que favorecen la inflamación y, consecuentemente, el desarrollo de enfermedades del corazón y de los vasos sanguíneos.

La fructosa presente en las bebidas azucaradas, puede potenciar el riesgo de padecer enfermedades cardiacas, ya que aumenta la producción de grasas en el hígado, provocando una disminución del colesterol HDL («bueno»), y un aumento de los triglicéridos y del colesterol LDL («malo»). Esta grasa se acumula entre las vísceras y en lugares donde normalmente no se debería acumular, como en el hígado y músculos; también puede aumentar los niveles de ácido úrico y provocar gota. El ácido úrico puede provocar la rigidez de las venas y agravar las enfermedades del corazón (96), así como aumentar la presión arterial y agravar la hipertensión (81). Todos estos padecimientos son consecuencia de los alimentos cargados de azúcar que consume Ramón.

El exceso de consumo de alimentos azucarados predispone a Ramón a morir por algún tipo de cáncer, ya que a mayor consumo de bebidas azucaradas, mayor probabilidad de padecer algún tipo de cáncer (31). El sobrepeso, la obesidad y el exceso de grasa corporal, sobre todo la que se acumula entre las vísceras, constituyen importantes factores de riesgo para diversos tipos de cáncer como: boca, faringe, laringe, esófago, estómago, páncreas, vesícula biliar, hígado, colorrectal, próstata y riñón. En las mujeres, además, inciden en el cáncer de mama, de ovario y de endometrio, después de la menopausia.

El exceso de tejido graso visceral puede estimular la formación de tumores por una mayor secreción de adipocinas (hormonas proinflamatorias que son liberadas en la sangre por los adipocitos) y más cantidad de sustancias, como la proteína C reactiva, que favorecen un estado que se llama inflamación crónica de bajo grado (31), que acelera el envejecimiento y promueve enfermedades degenerativas como diabetes, depresión, osteoporosis, pérdida de masa muscular, etc. (86).

Tania, que quiere bajar de peso, ha tenido la gran idea de tomar solo bebidas *light*. Estas bebidas, a pesar de tener pocas o ninguna caloría, también pueden aumentar el peso corporal y contribuir al riesgo de enfermedades del corazón, e hipertensión arterial, probablemente porque el intenso sabor dulce de estos (muchas veces más dulce que el azúcar de mesa) puede estimular el apetito y provocar un mayor consumo de otros alimentos cargados de azúcar y grasas, o por una alteración de la microbiota intestinal que provoca resistencia a la insulina (96).

Si Ramón y Tania decidieran reemplazar su dosis diaria de bebida azucarada por agua, café o té sin endulzar, disminuirían el riesgo de padecer diabetes a la mitad (45).

Ellos también tienen mayor riesgo de sufrir presión arterial alta, porque consumir entre 2 y 3 porciones de bebidas endulzadas a la semana provoca un 60% más de riesgo de padecer hipertensión (81). Además, aumentan los triglicéridos en sangre (50). En consecuencia, el consumo de bebidas azucaradas también aumenta el riesgo de muerte por enfermedades del corazón (74).Tomar bebidas azucarada o un jugo de frutas en lugar de agua antes de una comida, estimula que coman más cantidad (37).

A diferencia de Tania y Ramón, Diego consume alimentos naturales e integrales, y siempre se siente saciado, pocas veces tiene hambre o ganas de comer un bocadillo entre las comidas.

En una oportunidad, hicieron un reto en el que Diego comió una manzana, Ramón tomo un jugo de manzana y Tania comió un puré de manzana: todos comieron la misma cantidad de calorías y nutrientes que la manzana entera. Luego, se fueron a un restaurante de bufet y comieron hasta llenarse. Diego, que había comido la manzana entera, consumió menos cantidad de comida que Tania y Ramón que habían tomado jugo y puré de manzana, respectivamente (51). El Dr. Thany explica que cuando masticamos los alimentos (manzana entera) en lugar de solo sorberlos (jugo o puré), le llega un mensaje al cerebro de que estamos comiendo y él envía una señal a todo el organismo para sentirnos más saciados y comer menos.

Diego no toma bebidas azucaradas, ha leído que esto predispone a tener mayor riesgo de padecer cáncer de hígado, porque estas bebidas con alto contenido de fructosa propician la formación de ácidos grasos que se acumulan en el hígado y provocan hígado graso no alcohólico, que puede derivar en cáncer de hígado (143).

A Ramón se le puede decir «goloso» porque prefiere alimentos y bebidas con grandes dosis de sabor dulce y prefiere lo dulce sobre lo salado (38).

La mamá de Ramón siempre tenía en casa golosinas y bebidas azucaradas, por lo que él se habituó a consumir estos alimentos y ahora que quiere dejarlos para mejorar su salud, le es difícil, aunque sabe que sí es posible y necesario hacerlo.

La percepción de la intensidad de los sabores dulces disminuye lentamente con la edad, cada año (72). Pero Ramón no piensa esperar a que sean los años los que le ayuden a eliminar el azúcar de su vida para recuperar la salud: está dispuesto a dar el primer paso ahora, pues su salud depende de ello y ya decidió dejar los alimentos con azúcares a un lado.

La edad más larga

Pedro tiene 68 años y por mucho tiempo gozó de buena salud; pero desde que dejó la comida tradicional de su pueblo y empezó a consumir los alimentos procesados y bebidas azucaradas que enviaban sus hijos ha empezado a sentir que su salud ya no es como antes. «Será la edad», le dicen sus hijos, mientras toman un vaso de bebida azucarada y miran la televisión.

A Pedro también le cuesta recordar cosas que hizo el día anterior, su hija se ha percatado de que está perdiendo la memoria. Las investigaciones han encontrado que el consumo de alimentos azucarados produce una disminución del flujo sanguíneo a nivel cerebral, lo que repercute en el área especializada de la memoria, el hipocampo (75), lo que reduce la capacidad de recordar.

La hija de Pedro está muy preocupada, pues le atemoriza vivir la misma experiencia que vivieron con su madre, Lola, la esposa de Pedro antes de morir padeció de Alzheimer, fueron 2 años difíciles para toda la familia. Todo inicio una tarde que no llego a casa, se había perdido, a partir de esa fecha Lola no volvió a ser la misma. Nunca supieron que había causado el Alzheimer, ellos prefieren recordarla como la mujer alegre que fue antes de aficionarse a los dulces y bebidas azucaradas que consumía todas las tardes. Ellos no lo saben pero, un nivel de azúcar en sangre aumentado puede aumentar el riesgo de desarrollar Alzheimer. Incluso algunos investigadores han llamado a la enfermedad de Alzheimer "diabetes del cerebro"(115).

Los efectos en la salud que ocasiona la ingesta de azúcares en los ancianos se pueden potenciar, ya que a esta edad las personas suelen tener algún grado de alteración de la microbiota intestinal y también algún grado de inflamación intestinal, al mismo tiempo, la capacidad que tiene su organismo para controlar y solucionar la inflamación está disminuida.

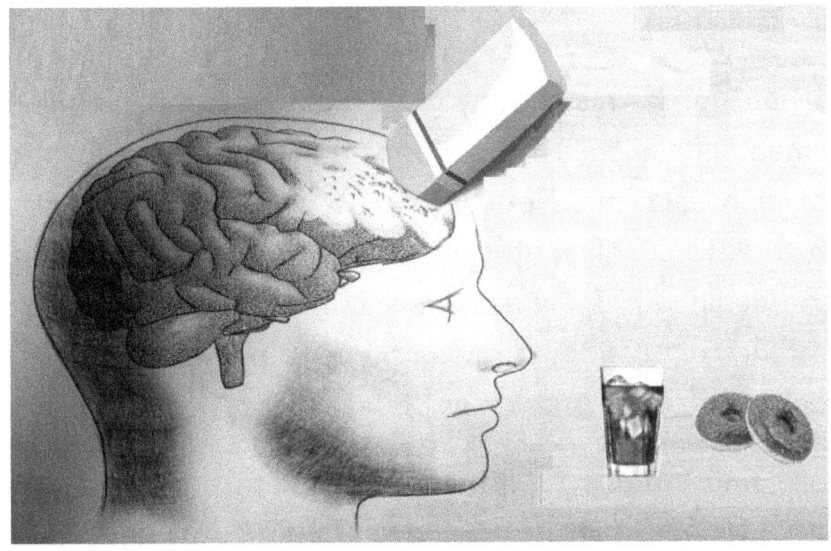

Figura 35: El consumo de azúcares aumenta la predisposición a padecer pérdida de memoria en los ancianos.

Pedro recuerda que su padre, cuando tenía la misma edad, no era tan gordo como él lo está ahora. En los últimos años ha notado que ganó peso y perdió fuerza. A esta edad es más fácil ganar y acumular grasa, así como perder músculos, lo que lleva a la sarcopenia. La dieta que actualmente Pedro consume en casa de su hija se caracteriza por un alto porcentaje de alimentos procesados. Las bebidas azucaradas son las principales causantes de su aumento de peso y este exceso de grasa corporal está relacionado con un estado de inflamación crónica, que contribuye al desarrollo de muchas enfermedades crónicas en los ancianos (35). Este tipo de dieta moderna, además, tiene carencia de nutrientes (vitaminas, minerales, fibras y omega 3) y no cumple con los requisitos nutricionales para lograr un envejecimiento saludable (93).

Manuel, el hermano mayor de Pedro (72 años), sigue alimentándose de la misma forma que se alimentó cuando era niño, allá en su pueblo. En su casa no hay bebidas azucaradas ni alimentos procesados. Siempre hay una jarra de agua fresca y frutas en su mesa. Manuel sale con bastante regularidad a dar una vuelta por el parque del pueblo y no tiene problemas de salud.

Hace unos meses se reunieron los hermanos y, en las fotos, Manuel parece más joven que Pedro, tiene más agilidad y recuerda con mayor precisión historias de cuando eran niños. Además, luce más delgado. La forma de alimentarse hace la diferencia en la salud de los dos hermanos.

El consumo de alimentos azucarados va a tener efectos negativos para la salud en todas las etapas de la vida.

Estrategias para disminuir el consumo de azúcar

El doctor de Ramón le ha dicho que dejar de consumir azúcares añadidos es el primer paso para recuperar la salud, ya que va a disminuir la obesidad y sus complicaciones como triglicéridos aumentados, hipertensión, mayor riesgo de padecer enfermedades cardiovasculares y diabetes tipo 2 (71).

¿Cómo puedo disminuir el consumo de azúcares?

Ramón primero tiene que acostumbrar a su paladar a sentir el verdadero sabor de los alimentos, y que no esté contaminado por el monótono dulzor de la mayoría de los alimentos procesados. Para reeducar su paladar, él se ha propuesto reducir progresivamente la cantidad de azúcar que le agrega a su café y otras bebidas. En algunas ocasiones para sentir otro sabor, agrega cacao puro, canela, coco, vainilla, fruta natural o frutas secas en sus infusiones o en el agua que bebe.

Contrariamente, Tania, su hermana, ha decidido usar por un pequeño periodo de tiempo stevia para que la transición de dejar el azúcar sea tolerable. Ella ha decidido iniciar con pequeñas dosis de stevia que irá también dejando progresivamente.

Aunque Ramón cree que dejar de consumir azúcar es un objetivo difícil de conseguir en una sociedad que algunos investigadores llama obesogénica, influenciada por el marketing de las compañías de productos alimentarios. Pero él sabe que si no hace nada, las consecuencias para su futuro pueden ser muy negativas y se convertirá en una persona con muchas enfermedades crónicas y con una pobre calidad de vida. Él conoce que las consecuencias relacionadas con el abuso del consumo de azúcares añadidos son muy perjudiciales para su salud, por lo que ya se decidió a dejar de consumir azúcares.

Él ha dado el primer paso y ha reemplazado las bebidas azucaradas con agua pura, a veces bebe infusiones o café sin endulzar (se ha reencontrado con el delicioso sabor del café puro). Ha leído que, reemplazar 1 vaso de una bebida azucarada por 1 vaso de agua al día puede lograr restar de su peso corporal unos 500 gr en pocos meses (41); y disminuir su riesgo de padecer diabetes tipo 2 (121).

Como un conocedor de los problemas que puede causar el

consumo de azúcar, Ramón ha pedido que en el colegio de su hijo los niños tengan acceso a un suministro de agua potable, segura y fresca en todo momento. Dicho esto, en todos los salones de clase se colocó dispensadores de agua, esta medida va a disminuir en gran medida el riesgo de sobrepeso en los niños (113). El *Institute of Medicine of the National Academies* de EEUU. ha declarado que "Aumentar el acceso a agua potable gratuita y segura en lugares públicos para fomentar su consumo en lugar de bebidas azucaradas es de primordial importancia para favorecer la salud" (122).

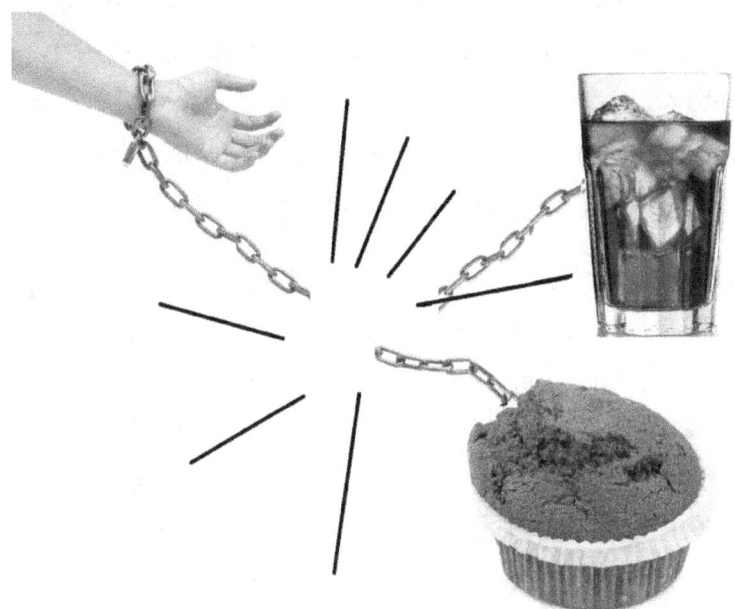

Figura 36: Rompe las cadenas del azúcar.

Ramón está viviendo en carne propia las consecuencias de consumir estos alimentos azucarados. Ahora él sabe que es muy importante no consumirlos para prevenir el aumento de peso a lo largo del tiempo, ya que una vez que un individuo gana peso, es difícil perderlo (71).

Cuando Ramón va al supermercado e intenta leer las etiquetas de los productos procesados para conocer si tienen azúcares, siente que no son de mucha ayuda, ya que es confuso, Además, muchos de estos alimentos azucarados llevan nombres diferentes para los azúcares por lo que no es fácil identificarlos (161). Un amigo que vive en Europa le ha contado a Ramón que es mejor las etiquetas con el sistema de los semáforos, ya que es una forma gráfica y sencilla de conocer cuánta azúcar hay en el alimento. En este sistema los alimentos tienen una etiqueta con forma de semáforo que señala si el contenido del producto en grasa, azúcar o sal es alto (color rojo), medio (color amarillo) o bajo (color verde).

Ramón sabe que es mejor que haya poca o ninguna disponibilidad de alimentos azucarados en las escuelas y hogares. Cuando estos alimentos no están disponibles, se logra un menor consumo de estos. Él ha pedido que en la escuela de su hijo se debiera contar con un protocolo que les obligue a no vender alimentos no saludables (aquellos que contienen demasiada azúcar, sal, grasas saturadas y trans). Por ejemplo, además de contar con dispensadores de agua, debería haber la opción de frutas en las escuelas para disminuir el consumo de productos azucarados (161).

Ramón y algunos amigos han emprendido una campaña en su localidad para que las bebidas saludables estén preestablecidas en los menús infantiles en las cadenas de restaurantes o en las escuelas para disminuir el consumo de bebidas azucaradas. Su grupo también está promoviendo que en los supermercados se vendan bebidas más saludables, con poco o ningún contenido dulce, y que las bebidas azucaradas se exhiban en zonas restringidas para los niños, tal como se hace con las bebidas alcohólicas. También han logrado etiquetar con emoticones las botellas de bebidas que aún se venden en el colegio de su hijo (figura 40). Así mismo, dan premios a quienes no eligen bebidas azucaradas.

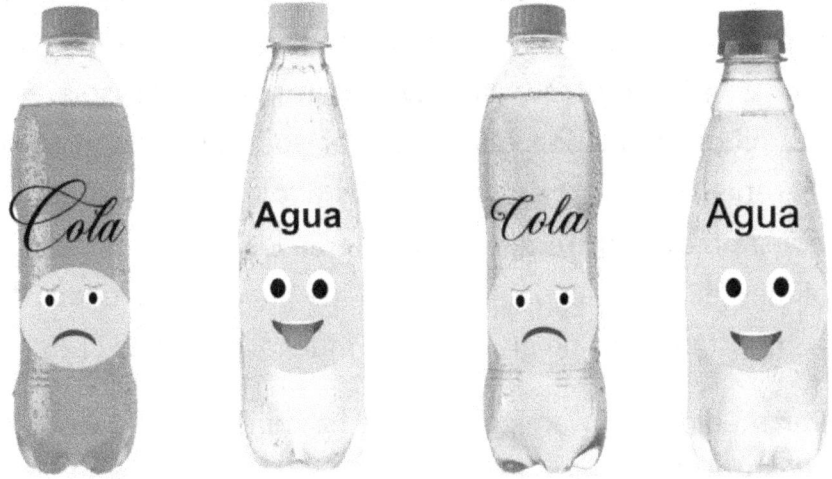

Figura 37: Emoticones en las cafeterías para cambiar los hábitos de ingesta de líquidos de los niños

Los profesores del colegio del hijo pequeño de Ramón son modelos a seguir para los pequeños alumnos, ya que ellos pasan bastantes horas al día dentro de las aulas, por lo que pueden influenciarlos. En su escuela, han logrado que se impartan clases de educación nutricional, adaptada a sus edades, que promuevan un estilo de vida y alimentación saludables. Además, en la escuela tienen la oportunidad de poner en práctica lo aprendido, por ejemplo, cómo actuarían en la cafetería, o frente a una máquina expendedora, en fiestas, kermés y otros eventos escolares.

Ramón y su grupo han impreso folletos con consejos que promueven una alimentación saludable, en las que figuran la reducción del consumo de bebidas azucaradas y su remplazo por agua y/o leche sin azúcar, recordando a los padres que deben reforzar estos mensajes en casa y en la escuela. Involucrar a las familias y especialmente a los padres es una estrategia muy útil entre los preescolares y los niños pequeños para mejorar los comportamientos dietéticos (128), mientras que los adolescentes aprenden por imitación entre ellos para lograr los objetivos de una alimentación saludable, ya que a esta edad el comportamiento de grupo causa mucha influencia (128).

Por medio de un amigo, Ramón ha conseguido apoyo de las autoridades locales y ha logrado que en su comunidad se den las siguientes normas:

• Etiquetado fácilmente entendible (método del semáforo, y etiquetas que califican con estrellas o números), indicando cuánta cantidad de azúcares, grasa o sal tienen los alimentos.

• Que las bebidas azucaradas no estén disponibles en las escuelas (por ejemplo, reemplazo de bebidas azucaradas con agua, té o leche en las cafeterías de las escuelas).

• Aumentar los precios de las bebidas azucaradas (en restaurantes, tiendas).

• Que las cadenas de restaurantes incluyan bebidas más saludables en sus menús para niños.

• Estimular la venta de bebidas más saludables en los supermercados.

• Que los cupones de alimentos entregados por el gobierno no se utilicen para comprar alimentos azucarados.

• Campañas comunitarias enfocadas en reducir el consumo de bebidas azucaradas

• Medidas que mejoren la disponibilidad de agua de calidad en las casas.

Ramón y su grupo también han formado un grupo de WhatsApp que recuerdan a las personas qué alimentos contienen azúcares añadidos para así evitarlos.

Ramón sabe que los resultados se darán por etapas y los cambios de comportamiento serán graduales, uno a la vez, por lo que tienen que tener paciencia (82). Él sabe que algunas conductas alimentarias son complejas y son condicionadas por el contexto social, en la que se incluyen el entorno personal (la familia y los amigos); sus posibilidades económicas, y, por supuesto, su entorno social, en donde su nivel de ingresos, de educación y su contexto cultural son determinantes para que elija una alimentación saludable o no (129).

Los niños primero

Martita tiene modelos a seguir que le demuestran con el ejemplo conductas saludables de alimentación. Estas costumbres, que vienen de su propio hogar, tienen mejores efectos que aquellas aprendidas en la escuela. También admira y le agrada su profesora de gimnasia. Su profesora también tiene hábitos de vida saludable que refuerzan su conducta positiva.

A diferencia de Martita, en la casa de Leo no hay hábitos saludables de alimentación y, para empeorar el problema, él admira mucho a un deportista que es la imagen de una famosa bebida azucarada, que sale mucho en la televisión y en las redes sociales simulando que disfruta beber esta bebida, por lo que él tiene malos ejemplos a seguir.

Con los niños no funcionan las explicaciones lógicas que hablan sobre los patrones saludables de alimentación, cuando en su entorno familiar los hábitos de alimentación dicen lo contrario, por lo que es necesario la combinación de diversas estrategias para lograr el objetivo de mejorar la inteligencia nutricional a nivel personal (156).

De compras con María

Está claro que la inteligencia nutricional empieza en casa con los ejemplos dados por los padres, y a su vez se refleja en los alimentos que se tengan en casa y en el refrigerador, por lo tanto, es muy importante saber qué comprar. La alimentación saludable empieza cuando vas de compras.

La primera opción de María es comprar en los mercados. Ella evita ir a los supermercados, y cuando va a uno de ellos, va directamente a la sección de frutas y verduras. Ella siente que en los supermercados lo primero que ve son varios y diversos anuncios de alimentos con precios muy bajos, rebajas, u ofertas 2 por 1, y siempre estas opciones de alimentos no son buenas para la salud. Dicho lo anterior, María sigue estas estrategias cuando va de compras:

Hace una Lista, y no solo la memoriza, sino que toma un lápiz y papel y escribe su lista, según los menús que ha planificado durante la semana.

Con la lista evita dar vueltas por los pasillos y evita caer en las estrategias del marketing y los anuncios de comida procesada.

Nunca va de compras con hambre, siempre va después del desayuno, pues sabe que el hambre no es buen consejero y se le va a ser difícil resistir la tentación de los alimentos cargados de azúcar.

Compra alimentos frescos, ella evita los alimentos en cajas, enlatados y congelados. Si tiene que comprar algún alimento procesado, lee las etiquetas para identificar cuáles tienen menos azúcar, grasas y sal. Además, se asegura de comprar la mayor variedad de frutas y verduras para tener una dieta nutritiva y deliciosa.

Si no tiene tiempo y necesita una opción rápida, elige las opciones de verduras pre-cortadas, listas para usar, en la sección de productos frescos, sin sal ni azúcar añadido. Los yogures los compra sin azúcar, las frutas las escoge frescas, nunca en almíbar, ni tampoco opta por galletas, pasteles ni bebidas azucaradas.

No compra alimentos que no están en su lista, pues sabe que el ceñirse a la lista no solo le asegura una mejor alimentación para ella y su familia, sino, que además, va a ahorrar dinero.

Mi experiencia personal con el azúcar

Crecí en la época que llenarnos de energía era la parte más importante de la alimentación, y mi madre buscaba los alimentos con energía "extra" para que mis hermanos y yo creciéramos saludables. En esa época, el marketing de los productos alimenticios hacía referencia a "20% más de energía", que en realidad solo era más azúcar añadida.

Agradezco que durante mi niñez y adolescencia los productos azucarados fueran costosos. Recuerdo que una gaseosa (bebida azucarada) y las tortas y postres se compraban solo en fechas especiales como un cumpleaños, porque su precio era alto, muy diferente a la actualidad, los cuales tienen un precio más económicos. Pero durante mi época en la universidad nunca salí de casa sin comer un pan con mermelada, porque necesitaba "azúcar para que mi cerebro funcionara bien".

Siempre fui aficionado a los dulces, pero a los "naturales", los hechos en casa con frutas, como dulce de higo, camote, ciruela, alcayota, machacado de membrillo, etc. Aunque mis gustos por los dulces no eran de galletas, tortas, chocolates y pasteles industriales.

Cuando pasé los 45 años, observé que hay personas que llegan a los setenta o más en buen estado de salud, y también conocía personas que con poco más de 50 años ya tenían alguna dolencia o necesitaban de alguna medicina para mantener la salud, por lo que sabía que algo tenía que hacer para parecerme a los primeros. Siempre me ha gustado leer e informarme, hasta que en algún lugar leí que uno de los secretos era bajar el consumo de azúcar, y sin más empecé a dejar el azúcar.

Empecé por no endulzar las infusiones. Al principio me pareció insípido, pero después de acostumbrarme, descubrí el sabor real de la manzanilla, el toronjil, la menta, el té y el café... sí, el café. También lo tomo sin azúcar y es agradable, no lo tomo muy seguido, pero cuando lo hago es sin azúcar.

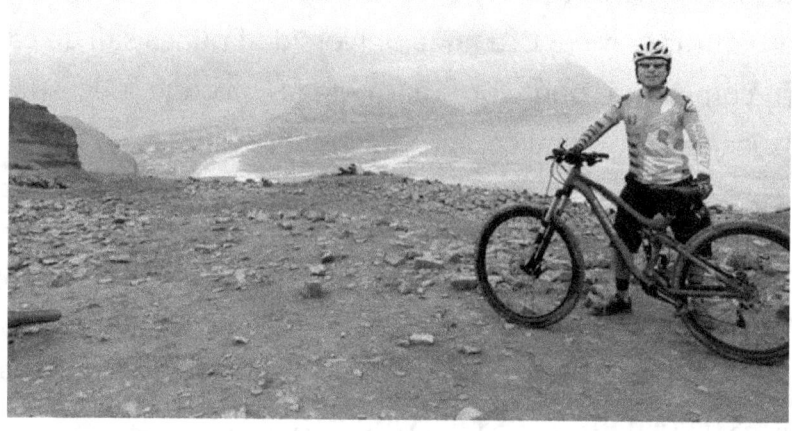

Figura 38: El autor practica ciclismo de montaña de 2 a 3 veces por semana, sin necesidad de tomar bebidas deportivas

Cuando inicié la maestría en nutrición y salud, me interesó mucho saber por qué el azúcar se asocia con tantas enfermedades, y empecé a estudiar cada vez más, y, por supuesto, después de aprender todo lo que hoy en día sé, lo cual está plasmado en este libro, tomé la decisión de dejar completamente el azúcar; también evito las harinas blancas de las galletas, biscochos, productos de pastelería, etc.

¿Qué tanto he dejado el azúcar? Sigo sin endulzar nada, no consumo alimentos procesados, porque la mayoría tienen azúcares añadidos, dejé por completo los dulces "naturales" y muy de vez en cuando, una vez al mes, me permito una porción de un postre, que realmente sea delicioso, una crema volteada preparada por mí, o un postre que realmente valga la pena.

¿Qué obtuve por dejar el azúcar? Estoy vivo y saludable, no se necesita azúcar para vivir; el azúcar en casa se gasta menos; a veces, siento que por las mañanas mis ideas son más claras, no sé si es mi percepción o es algo subjetivo; bajé unos kilos, no era mi intención, pero eso sucedió. Últimamente, no me he realizado análisis médicos para saber cómo está mi glucosa o mi sensibilidad a la insulina, pero siento que están bien, no me siento cansado y mi presión está en rangos saludables.

¿Qué pienso de dejar el azúcar? Creo que fue una buena decisión, las investigaciones dicen que es una de las mejores decisiones para tener una buena salud, solo los años dirán qué tan buena fue esa decisión.

Qué dicen los expertos

Dejar el azúcar debe ser una decisión no solo de los pacientes con diabetes, u otros padecimientos metabólicos, si se quiere conservar la salud se debería disminuir o dejar el azúcar.

La Dra. Aurora García Tejedor, doctora en Ciencias de la Alimentación de la Universidad Internacional de Valencia, dice: "los padres deben de ser el ejemplo alimentario de sus hijos. Por tanto, deben seguir una alimentación balanceada para que sus hijos también la sigan. Además, es muy importante que en casa haya alimentos saludables y frescos. Por tanto, hay que evitar comprar golosinas, bollería, bebidas azucaradas y otros productos poco nutritivos y, reservarlos únicamente para "ocasiones muy especiales", ya que si estos productos están en casa, los niños los consumirán. Por otro lado, también es importante que destinen el momento de hacer la compra a un momento en el que hayan comido recientemente, ya que cuando se va al supermercado con hambre, es muy habitual comprar alimentos superfluos".

Rocío Zamanillo Campos Dra. en nutrición, dice al respecto: "cavilar sobre los efectos positivos de dejar de comer alimentos dulces, no solo sobre la salud, sino sobre el ahorro económico y la capacidad del cuerpo por acostumbrarse a saborear alimentos cada vez menos dulces. Disfrutar con la comida está bien, pero es mucho mejor disfrutar de la vida, tener menos visitas médicas, menos problemas de salud, más dinero para destinar a otras cosas, y, sobre todo, más libertad para elegir".

¿En dónde está el azúcar? No la veo

Dice Isabel, cuando le explican que casi el 80% de los alimentos procesados tienen azúcares añadidos y estos están cada vez más presente en los hogares de todos los estratos socioeconómicos. Esta omnipresencia de los alimentos procesados es el mayor factor para que muchas personas excedan el límite recomendado de consumir no más de un 10% de energía de los azúcares añadidos.

El Dr. Thany explica que la mayor fuente de azúcares añadidos en una sociedad como la estadounidense son: refrescos (bebidas azucaradas, aportan casi el 20% de azúcares añadidos); néctares de frutas (aportan casi el 15%); bebidas lácteas (yogures, chocolatadas que aportan casi el 5%); tortas, galletas y pasteles (11%); panes (8%); postres (7%); snacks dulces (7%); cereales para el desayuno (6%); y helados y paletas heladas (6%). El azúcar de mesa consumida como parte de platos o bebidas preparados en casa solo contribuyeron con alrededor del 8% de los azúcares añadidos consumidos (142).

Para los argentinos, los valores son muy similares, ya que el 27% del azúcar añadido de los alimentos procesados lo aportaron las gaseosas, y el 24% las infusiones endulzadas con azúcar de mesa (tés, tilos, mates). El tercer lugar, con 15%, provino de los panificados (pan, galletitas, facturas) y el cuarto, con 12%, de jugos listos para preparar (sobres con saborizantes y azúcar), Como ven los azúcares consumidos pocas veces provienen de los dulces y golosinas. El consumo de gaseosas fue igual en todos los estratos socioeconómicos, aunque en el nivel bajo fue ligeramente mayor (84).

En Chile han identificado que los alimentos que más azúcares contribuyen al consumo total, fueron los refrescos endulzados, jugos con azúcar agregada, jugos en polvo con azúcar, galletas, azúcar de mesa, productos lácteos endulzados y pan (6).

Es importante conocer cuanta azúcar añadida hay en los alimentos procesados. Acá te brindamos unos ejemplos:

Un Yogur infantil contiene aproximadamente 18 g de azúcares, equivalente 5 cucharaditas de azúcar. 5 g es de la lactosa de la leche y 13 g a azúcar añadida.

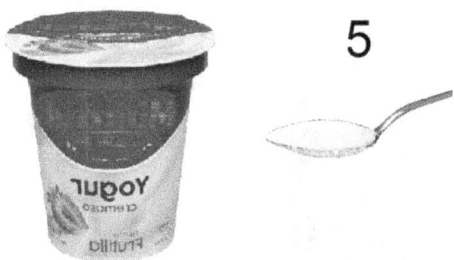

Una tableta de 100 g de Chocolate con Leche contiene 57,8 g de azúcares, equivalente a 14 cucharaditas de azúcar.

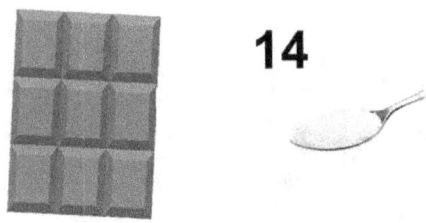

Un cono de helado (120 g) contiene aproximadamente 30 g de azúcar, equivalente a 7 cucharaditas de azúcar.

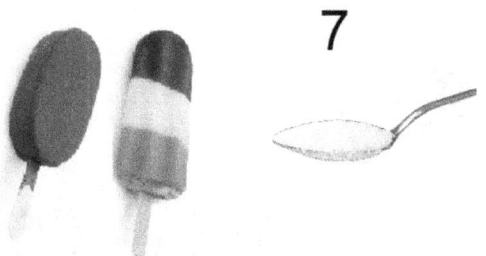

Un vaso de cola gigante (700 ml) de autoservicio contiene aproximadamente 80 gr de azúcar, equivalente a 20

cucharaditas de azúcar.

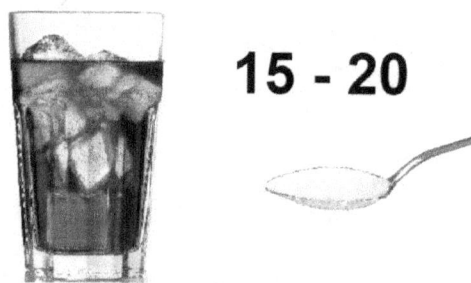

6 galletas con chispas de chocolate tienen aproximadamente 12 cucharaditas de azúcar.

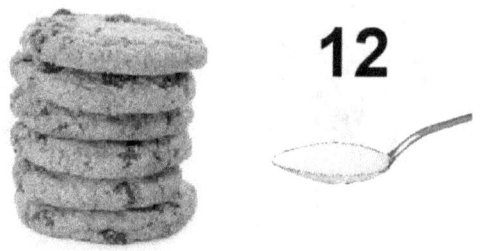

Los cereales de desayuno, dependiendo de la marca y cantidad consumida pueden tener entre el 30% y 50% de azúcar.

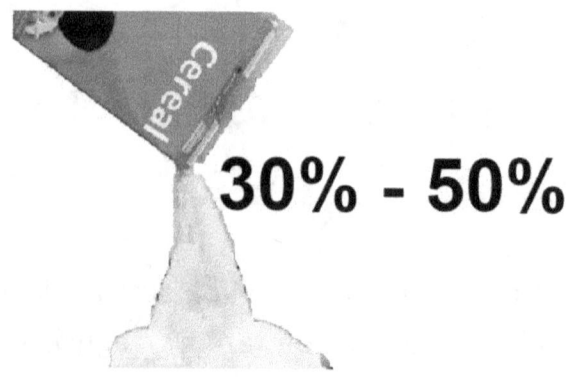

Otro producto muy usado que contiene grandes cantidades de azúcar son los saborizantes con sabor a cacao, algunos de ellos contienen hasta 86% de azúcar por cada 100 gramos del producto.

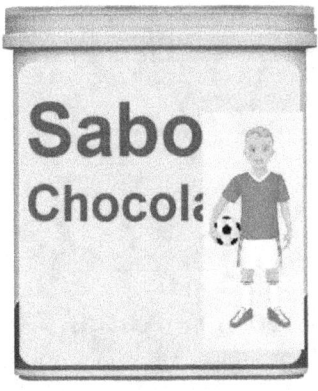

Si quieres conocer el contenido de azúcar en los alimentos procesados puedes consultar en:

https://www.sinazucar.org

Microbiota intestinal y azúcar

En los intestinos de Jhon viven más de 1000 tipos de bacterias diferentes, es una comunidad muy diversa. Hay un pequeño porcentaje de bacterias dañinas que si predominan pueden causar enfermedades, pero la gran mayoría son bacterias protectoras que cumplen diferentes funciones como ayudar a digerir la fibra de los alimentos. Durante esta fermentación se ácidos grasos de cadena corta, que son fuente de energía para las células del colon. También nos defienden y mantienen a raya a las bacterias dañinas, también estimulan la maduración del sistema inmunitario intestinal, y favorece que haya un mayor espesor de la mucosa intestinal al impulsar la producción de moco que protege al intestino.

Cuando la microbiota intestinal se encuentra en equilibrio, nos brindan todos estos beneficiosos para nuestra salud, pero cuando ese equilibrio se pierde se produce una disbiosis, que es la pérdida de diversidad o cantidad de microorganismos beneficiosos y está relacionada a muchas enfermedades. Por lo que es importante que nuestros alimentos sean favorables para mantener este equilibrio y conservar a nuestros microbios buenos.

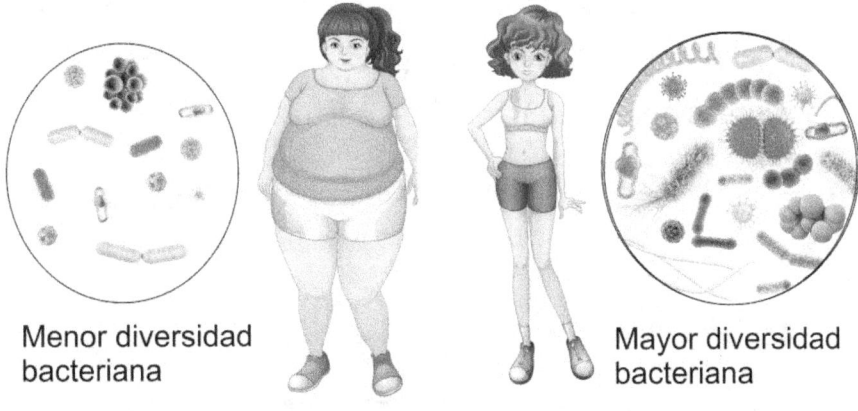

Menor diversidad bacteriana

Mayor diversidad bacteriana

Figura 39: La diversidad de la microbiota intestinal asegura una buena salud.

Si en la dieta de Jhon predominan alimentos con alto contenido en azúcares o grasas van a causar cambios en el equilibrio de la microbiota intestinal, ya que aumentan la cantidad de bacterias dañinas y disminuyen las bacterias protectoras, causando diferentes enfermedades. En tan solo 24 h después de comer alimentos chatarra, ya puede haber cambios en el equilibrio de la microbiota intestinal que pueden causar inflamación de los intestinos, inflamación del hígado y acumulación de grasas, e incluso obesidad de peso normal (personas con peso normal, pero con exceso de grasa dentro del abdomen) (43). Este es otro efecto negativo sobre la salud que ocasiona este tipo de alimentos.

Jhon cree que los productos con la etiqueta "sin azúcar" o "*light*" que son endulzadas con edulcorantes sin calorías, son más saludables, pero estos aditivos alimentarios que son usados para bajar de peso, también son muy usados en la industria de alimentos y pueden alterar la conformación de la microbiota intestinal.

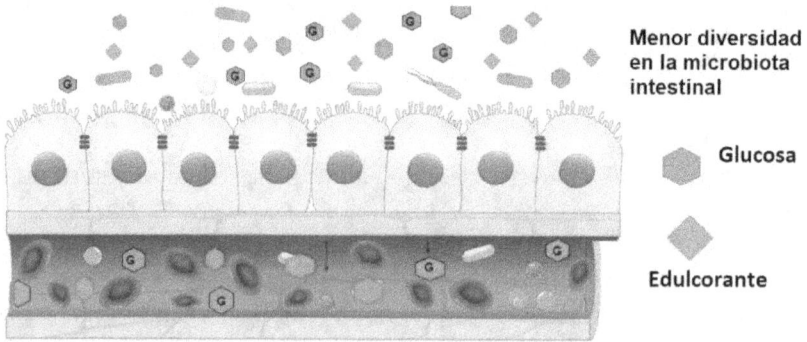

Figura 40: El exceso de azúcares y edulcorantes puede provocar la disminución de la diversidad en la microbiota intestinal.

John está leyendo un informe sobre el efecto de los edulcorantes sobre la Microbiota Intestinal, aquí está su resumen:

El aspartamo (E-951): Por lo pronto parece que no afecta la microbiota intestinal humana, ya que se metaboliza muy rápido en el intestino delgado y no llega al lugar donde predomina la microbiota, el intestino grueso.

Sacarina (E-954): altera el equilibrio de la microbiota intestinal. Su uso provoca la eliminación de un grupo de microbios del intestino grueso con pérdida de diversidad de los microbios, y en el futuro afectar la salud.

Sucralosa (E-955): La sucralosa afecta la composición de la microbiota intestinal porque reduce la cantidad de bacterias protectoras, y estos cambios se han relacionado con la inflamación general de la persona que los consume.

Stevia: no debería consumirse más de 4 mg por kg de peso corporal, ya que no es seguro su uso a grandes dosis. Hasta el momento se ha observado que los derivados de la stevia no afectan de forma negativa a la microbiota intestinal (111).

Sorbitol (E-420): Se encuentra de forma natural en duraznos, manzanas, peras y algunas verduras. La mayoría de personas que consuman sorbitol van a presentar problemas gastrointestinales leves, como flatulencia o distensión abdominal. Aunque actualmente no hay datos de los efectos del sorbitol en la microbiota intestinal.

Lactitol (E-966): El lactitol sirve como alimento para las bacterias beneficiosas (efectos prebióticos). Aumenta la producción de ácidos grasos de cadena corta como el butirato y mejora la secreción de IgA.

Acesulfamo: Por su rápida absorción, seguida de su rápida eliminación por la orina, llega muy poca cantidad de este edulcorante al contactar con las bacterias de la microbiota intestinal, por lo que su efecto es mínimo.

Xilitol (E-967): Se encuentra naturalmente en frutas, bayas, verduras, avena y hongos. Es muy usado en la industria alimentaria en caramelos sin azúcar y los chicles y también en la industria farmacéutica. El consumo de xilitol sí afecta la composición de la microbiota intestinal, al aumentar la proporción de ciertas bacterias.

Ahora John sabe que algunos de los edulcorantes no calóricos pueden afectar la microbiota intestinal y afectar su salud (134).

Todo lo que comemos va a afectar el equilibrio de nuestra microbiota, y esta va a influenciar en nuestra salud. Si tenemos una buena microbiota también tendremos buena salud.

El nacimiento de un blanco negocio

Unos manuscritos chinos del siglo VIII A.C. afirman que el consumo de la caña de azúcar se originó en la India, ahí como en muchos otros lugares de la región, los pobladores buscaban fuentes de energía en las plantas; ellos masticaban la caña de azúcar, como cualquier otra fruta, para extraer sus azúcares.

Lakshmi, un agricultor hindú que vivía en la zona sur de la India hace más de 2400 años, mientras calentaba el jugo dulce de la caña de azúcar para preparar un brebaje que aliviaría una afección bronquial, dejó, por descuido, que hirviera más de la cuenta, tanto tiempo que, cuando se percató, el líquido ya había hervido demasiado. Después de apagar el fuego, dentro del perol luego de enfriarse, encontró unos pequeños cristales granulados, pardo-dorados y brillantes. Su instinto y curiosidad hicieron que se los llevara a la boca y descubrió que eran agradablemente dulces. Desde ese momento, Lakshmi los llevaba a todos partes envueltos en un paño de tela, haciendo conocer su descubrimiento a quien quiera probarlo. De esta forma y sin saberlo, había descubierto el método para convertir el jugo de caña en azúcar.

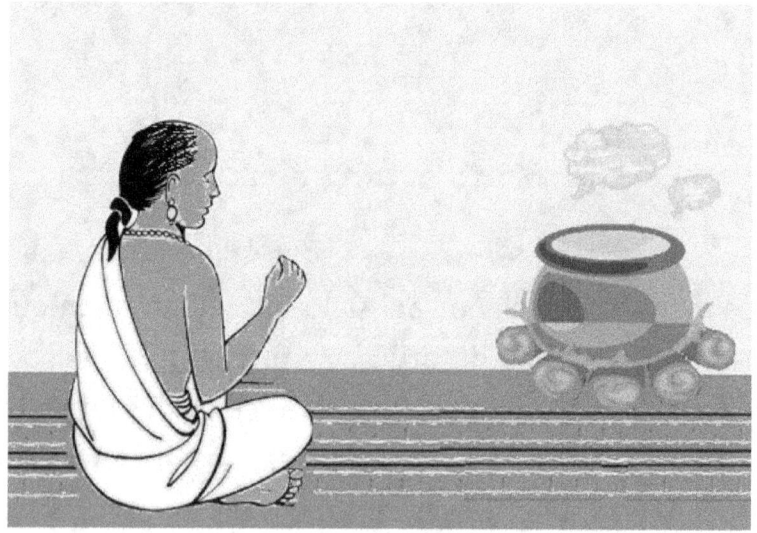

Figura 41: Lakshmi preparando los cristales dulces.

Narayan, su primo y experto marino, fue el primero en llevar estos cristales a sus viajes y de esa forma, ayudó a que se los conociera por las diversas rutas comerciales que recorría, lo cual hizo más popular y apreciado el descubrimiento. En uno de sus viajes conoció a Huang, un monje budista chino que se interesó en aprender cómo se podían fabricar estos cristales dulces. Entonces Narayan fue el encargado de enseñarle estos métodos en los puertos que visitaba, mientras que Huang, en sus peregrinaciones por el interior del país, los llevó por toda China hasta el palacio del emperador Yang Kien.

China estableció sus primeras plantaciones de caña de azúcar en el siglo VII gracias a Li Zhi, quien lo consideró de primera necesidad imperial para su familia y su corte, según unos papeles chinos que confirman expediciones hacia la India, alrededor del 647 D.C., con el fin de obtener cañas y la tecnología para el refinado del azúcar.

Siglos después, Andon, un soldado de las tropas de Alejandro Magno, vio en uno de sus viajes por la India a unos comuneros cultivando caña y fabricando estos cristales dulces. Los llamaban "sharkara" (शर्करा). Andon llevó la "caña de miel" con él para deleitar a su familia, pero la caña no pudo crecer adecuadamente en Europa, por ese motivo, fue un cultivo poco conocido durante más de mil años. Por esa época el azúcar era un bien escaso, la consumían solo personas de la nobleza y quienes la comerciaban eran mercaderes muy ricos.

En el siglo VII, Yassir, un rico comerciante árabe, redescubrió estos cristales dulces y se percató de su gran valor comercial. Sus caravanas de camellos llevaron el azúcar por Siria, Egipto, Chipre y todo el norte de África, zonas conquistadas por el imperio árabe.

Desde aquí, las cruzadas de Pelayo y su grupo de caballeros españoles trajeron nuevamente el azúcar a Europa después de sus campañas por Tierra Santa. A principios del siglo XII, los Zennaro, una acaudalada familia veneciana considerada "Patrizios Veneto", establecieron las primeras plantaciones y fincas en el actual Líbano para producir azúcar exportable a Europa, donde junto con la miel era el único edulcorante disponible.

El cronista de las cruzadas, Guillermo de Tiro, en un escrito de finales del siglo XII, describió al azúcar como un producto "muy necesario para el uso y la salud de la humanidad". Para el siglo XV, Venecia se había convertido en el principal centro de refinación y distribución de azúcar de Europa.

Cristóbal Colón llevó plantas de caña de azúcar a América. Encontró en el nuevo mundo tierras adecuadas para su óptimo desarrollo. Posteriormente, los portugueses la llevaron a Brasil, Cuba y Jamaica. Gracias a la mano de obra de miles de esclavos africanos, que se convirtieron en grandes productores de azúcar, el creciente interés de los nobles europeos por este dulce alimento fue abastecido.

Por casi tres siglos, desde el siglo XV hasta el XVIII, el azúcar fue considerado un ingrediente de lujo. En esa época, su valor era similar al caviar. A partir del siglo XVIII se hizo más asequible, pero ganó aún más popularidad en el siglo XIX, cuando gracias a estrategias comerciales el azúcar llegó a ser considerado como una necesidad.

El azúcar también se obtiene de la remolacha azucarera. Durante las guerras napoleónicas, debido a la dificultad de importar azúcar de las Américas por el bloqueo comercial y los corsarios, la producción de remolacha azucarera aumentó en la Europa continental. En 1880, la remolacha azucarera fue la principal fuente de azúcar en Europa. Esta se cultivaba en Inglaterra, aunque siguió importando la parte principal de su azúcar de sus colonias.

La sacarosa) fue aislada por primera vez por Andreas Marggraf, entre 1747 y 1762, a partir de remolacha. Para producir azúcar, la caña de azúcar o remolacha azucarera primero es triturada y exprimida hasta que no tenga líquido, luego es hervida hasta formar un líquido espeso como jarabe, después es agitada para que queden los cristales blancos. Durante este proceso se pierden las vitaminas y minerales que contiene naturalmente.

El azúcar recién se incorporó a la cadena alimentaria y se popularizo a fines de la década de 1960, para hacer que los alimentos procesados sean más sabrosos. Actualmente, la producción y el consumo de azúcar casi se ha triplicado en todo el mundo, en parte debido al uso oculto de azúcares añadidos en los alimentos procesados. Este fenómeno, a la vez, ha aumentado el índice de muchas enfermedades metabólicas.

¿Se necesita azúcar para vivir?

Recordemos que recién Lakshmi descubrió el azúcar hace casi 2400 años, hasta entonces ¿cómo hicieron los padres, abuelos, y tatarabuelos de Lakshmi para vivir sin azúcar? La humanidad como tal, desde que somos Homo sapiens, tiene 300 000 años aproximadamente. Los humanos no solo sobrevivimos, además evolucionamos sin consumir azúcar. Por lo que no necesitamos azúcar de mesa o sacarosa para vivir, al contrario, el exceso de consumo de azúcar es la causa de muchas enfermedades.

Algunos investigadores piensan que la salud de la humanidad está comprometida por la alimentación moderna que se caracteriza por consumir demasiados azucares, harinas refinadas, grasas no saludables y pocas verduras, frutas, cereales, pescado y granos integrales. Estas dietas son muy calóricas y carentes de vitaminas y minerales. La consecuencia es la gran cantidad de personas que viven con muchas enfermedades crónicas.

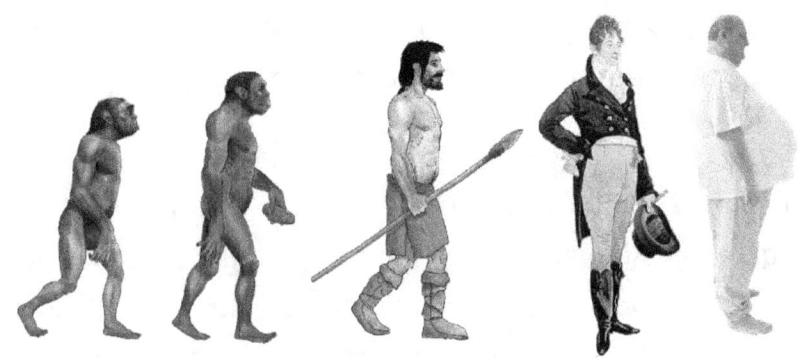

Figura 42: ¿estamos involucionando?

Nuestro cuerpo necesita glucosa como fuente de energía para el funcionamiento de todas las células. La glucosa siempre ha estado presente en la dieta de todos los humanos, ya que es el compuesto más abundante de la naturaleza. La encontramos en muchos de los alimentos de origen vegetal como frutas, verduras y menestras, tal como se alimentaban los humanos antes del descubrimiento del azúcar.

¿Cuánta azúcar puedo comer?

María sabe que no hay un consumo mínimo recomendado de azúcar que se deba ingerir. Ella pasa muchos días sin consumir azúcar de mesa y su salud es buena y nunca se siente cansada, hoy en día en su casa evitan por completo el consumo de alimentos azucarados. Su abuela le contó que el azúcar recién estuvo al alcance de las mayorías tan solo hace 60 años. Cuando la abuela era niña, por el año 1930, recuerda que muy pocas personas consumían azúcar de mesa y cuando lo hacían era en poca cantidad y en pocas ocasiones, ya que era muy costosa. En esas épocas la diabetes era poco frecuente y muy pocas personas tenían sobrepeso.

El estilo de vida y a la sociedad actual son obesogénicos, porque contribuyen a que las personas aumenten de peso fácilmente por dos motivos principales: hay mucha facilidad de conseguir alimentos procesados ricos en azúcares, que además son súper apetecibles y relativamente económicos (48) y muchas personas son sedentarias.

La Organización mundial de la Salud (OMS) recomienda que el consumo de los azúcares añadidos sean menos del 10% de la ingesta calórica diaria, y que lo ideal fuera 5% o menos para una salud óptima (150). Esta recomendación es muy parecida a la de *American Heart Association* de consumir como máximo 6 cucharaditas (24 g, proporcionando 100 calorías) de azúcar diarias para las mujeres, 9 cucharaditas (36 g, proporcionando 150 calorías) de azúcar por día para los hombres y 5 cucharaditas para los niños (20 g, proporcionando 80 calorías). En los niños menores de 2 años no debería incluirse en su dieta azúcar añadido de ningún tipo (162).

¿La reemplazo o me abstengo?

Ale sabe que la solución no es buscar un sustituto al azúcar, para Ale la solución es aprender a vivir sin estar "preso del sabor dulce". Él ya dio el primer paso y ha tomado la decisión de dejar el azúcar, él tiene la certeza que con compromiso, tiempo y optimismo puede lograrlo.

Él sabe que consumir calorías vacías de los alimentos azucarados es un factor importante para que se produzca obesidad, diabetes y mayor riesgo de enfermedades cardiovasculares (14).

Él está disminuyendo progresivamente la cantidad de azúcar que agrega a su café, leche, limonada, etc. Además, ha reducido de manera progresiva el consumo de alimentos no saludables (bebidas azucaradas, dulces, etc.).

Cuando quiere algo dulce, come frutas, sus preferidas son las pasas de uva, guindones, dátiles etc. incluso prepara pasteles sin azúcar, pero le pone pasas o dátiles.

Ale sabe que la fructosa se encuentra en frutas y verduras de forma natural, claro que consumirla de esta forma no hace daño porque no está en cantidades excesivas (20). Además, las vitaminas, minerales y polifenoles presentes en las frutas y verduras pueden ser factores protectores para la salud, comparada con la fructosa usada en los alimentos procesados que es en porcentajes mayores (25).

Cuando Ale come una fruta se siente más satisfecho, comparado con tomar un jugo de fruta. Él leyó que, en una investigación, las personas que comieron una manzana entera consumieron 15% menos de comida que quienes consumieron puré o jugo de manzana con la misma cantidad de calorías. Por lo que comer fruta entera al comienzo de una comida puede reducir la cantidad de comida consumida (51).

Reeducando el paladar de Ale

Ale pregunta: "¿No voy a comer nada dulce nunca más en mi vida?" "Sí puedes" responde su madre. "Puedes comer un postre con azúcar una vez cada cierto tiempo, de forma esporádica" (depende de cada persona, pero debes saber que mientras menos azúcar consumas, mejor será tu salud). "Además", agrega su madre, "podemos preparar postres sin azúcar, con frutas que son dulces, como: los dátiles, manzana, plátanos, mango, entre otros, al igual que hay otras opciones como las uvas pasas, la calabaza y las zanahorias que pueden proporcionar el dulzor a los postres". "Vamos a buscar recetas en YouTube" añade.

En internet he encontrado algunas páginas donde vas a encontrar recetas de postres sin azúcar ni edulcorante. Si no puedes prescindir de los postres, puedes optar por estas opciones que son más saludables que los convencionales que usan azúcares o edulcorantes añadidos, y se puede conseguir el mismo sabor, o mejor aún.

Ale y su madre sabe que así sean naturales y hechos en casa con poca carga glicémica, deben ser consumidos solo de forma esporádica para tener una mejor salud.

Las galletas y bizcochos caseros se pueden preparar con frutas deshidratas, avena, y canela.

Al yogur natural se le puede agregar frutas de estación, canela o vainilla.

La leche se puede tomar sola, o con cacao puro, canela o vainilla.

La avena o cereales sin azúcar con uvas pasas o frutos del bosque.

Las frutas siempre consumir al natural, nunca en almíbar.

Ale quiere consumir postres cada 15 días y su madre sabe que no es bueno ser radical y decirle no a ese deseo por lo que, si Ale no puede prescindir de los postres, ella le va a preparar estas opciones que son más saludables que los convencionales que usan azucares o edulcorantes añadidos.

Índice glucémico, carga glucémica y sus repercusiones en la salud humana

Ramón ha tomado conciencia para mejorar su alimentación y salud. Está interesado en conocer qué es el índice glucémico (IG), así que va a visitar a su nutricionista, quien le explica: "el IG nos dice cuánta glucosa habrá en la sangre después de comer un alimento que contiene azúcares. Los alimentos con un IG bajo liberan lentamente la glucosa en el organismo y los alimentos con un IG alto liberan e incrementan rápidamente la glucosa en la sangre. Ya hemos visto las consecuencias negativas de tener altos niveles de glucosa en la sangre.

El IG de los alimentos se clasifica en:

IG alto mayor de 70

IG medio entre 56 y 69

IG bajo menos de 55

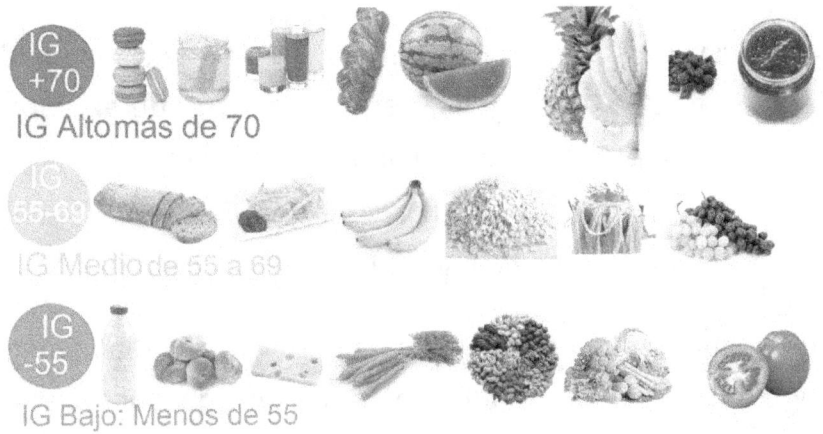

Figura 43: Alimentos con diferentes tipos de índice glucémico.

Por ejemplo, el IG del arroz blanco es 70, el de la sandía es 75 y el de los donuts es 76. Parecen iguales, pero el IG no tiene en cuenta la cantidad de azúcares totales que tiene el alimento, igual de importante para la respuesta de la glucosa en del organismo.

Por eso nace el concepto de carga glicémica (CG), que es la cantidad total de azúcares que contiene una porción de alimento. Para conocer la CG de un alimento, debemos multiplicar el IG por la cantidad en gr de los azúcares de la porción que se va a consumir. Por ejemplo, el IG de la sandía es 75 y en 100 gr de sandía hay 7 gr de azúcares, para obtener la CG de la sandía multiplicamos su índice glicémico (75) por la cantidad de azucares en 100 g (7) y lo dividimos entre 100:

$$\frac{75IG x 7g}{100} = 5.25$$

Comer 100 gr de sandía provoca una CG de 5,25

Ahora lo vamos a comparar con una donut que tiene un IG de 76, parecido a la sandía, pero tiene 43 gr de azúcares por cada 100 gr, entonces su carga glicémica es de:

$$\frac{76x43}{100} = 32.7$$

Por lo que su CG es 32,7, muy superior a la de la sandía. Comer 100 gr de un donut provoca un pico de glucosa y de insulina mayor que comer 100 gr de sandía.

La CG de los alimentos se clasifica así (4):

CG baja menor de 10

CG media entre 11 y 19

CG alta más de 20

Los alimentos ricos en azúcares son el principal factor para el aumento de glucosa después de comerlos. Una comida baja en grasas y alta en azúcares aumentará la glucemia más que una comida baja en azúcares, alta en proteínas y / o alta en grasas. Las grasas saludables pueden ayudar a ralentizar la absorción de la glucosa de los alimentos. Los humanos consumimos gran cantidad de energía en forma de almidón (24).

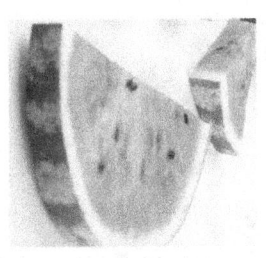

El índice glicémico (IG) de la sandía es 75 y en 100 gr de sandía hay 7 gr de azúcares, entonces su carga glicémica (CG) es de 5,25.
Comer 100 gr de sandía proporciona 5,25 gr de azúcares.

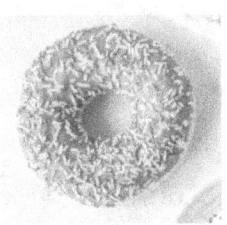

El índice glicémico (IG) de la donut es 76 pero en 100 gr de donut hay 43 gr de azúcares, entonces su carga glicémica (CG) es de 32,7.
Comer una donut de100 gr proporciona 32,7 gr de azúcares

Figura 43: A pesar de tener IG similares, la CG de la donut es muy superior a la de la sandía. ¿Cuál comerías de postre?

Los alimentos con IG/CG alto provocan una rápida elevación de la glucosa después de ser ingeridos (el pico máximo ocurre entre 30 y 60 minutos después de comer), provocando una rápida acción de la insulina, que logra disminuir de forma inmediata los niveles de glucosa en sangre en personas sanas.

Consumir con frecuencia y por mucho tiempo alimentos con alta CG provoca resistencia a la insulina y aumenta la posibilidad de desarrollar diabetes tipo 2.

La insulina también provoca que los ácidos grasos (grasas) en la sangre se guarden en los adipocitos y no sean usados como fuente de energía. Por este motivo comer alimentos con IG/CG altos provoca una mayor formación y acumulación de grasa porque la grasa ya no se usa como energía. De esta forma, las dos principales fuentes de energía del organismo la glucosa y los ácidos grasos no se pueden usar como energía. Entonces, al poco tiempo después de comer alimentos con CG alta, se siente hambre nuevamente. Es por ello que se dice que provocan poca saciedad (79).

Después de la rápida bajada de glucosa en la sangre, se desencadena señales que llegan al cerebro y a otros órganos traducidas en hambre. En consecuencia, poco tiempo después se tiene el deseo de volver a comer, el cerebro va a preferir algo dulce, para restaurar los niveles de glucosa. Gracias a este mecanismo los alimentos con CG alta conducen a comer más y al aumento de peso.

Para saber si un alimento va a producir picos de insulina, debemos conocer cuál es su carga glicémica.

Comer alimentos de CG alta es como quemar papel para producir calor, el calor se produce y se acaba rápido; mientras que comer alimentos con CG baja es como quemar troncos de madera, el calor tarda en producirse, pero durará mucho más tiempo. Para conseguir una comida con CG baja, debemos buscar alimento con IG bajo y si tiene IG alto debo comer porciones pequeñas para que la CG sea lo más baja posible.

Consumir alimentos de IG/CG bajo no produce un pico de glucosa ni de insulina en sangre después de comer, pues la glucosa es liberada de forma lenta y sostenida. Su concentración en la sangre se mantiene continua por un largo período de tiempo para que las células la capten y siempre la tengan disponible. Por esta razón no causan sensación de hambre ni necesidad de comer a mediano plazo. Estos alimentos son más saciantes y pueden prevenir el desarrollo de obesidad (25).

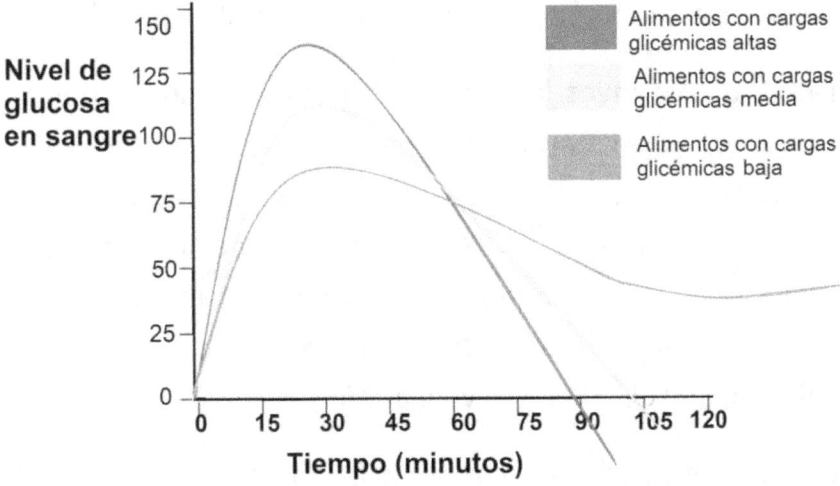

Figura 48: Diagrama que representa los picos de glucosa después de la ingesta de comidas con diferentes cargas glucémicas.

Es recomendable evitar alimentos con CG alta, pero si se consumen en una ocasión especial, se puede consumir al mismo tiempo otros alimentos que ralentizan los picos de glucosa en sangre, como: grasas saludables de los frutos secos; almidones resistentes como legumbres, frutas verdes, semillas y granos enteros (caracterizados por resistir a la digestión y no convertirse en glucosa) o alimentos que contengan fibra dietética como las frutas, los cuales disminuyen la velocidad de absorción del azúcar.

Aunque los componentes de una comida son muy variados, la respuesta de nuestro organismo va a depender, además del azúcar que contiene, de la cantidad y tipo de grasa (Por ejemplo, el helado tiene un índice glicémico medio, por la gran cantidad de grasa que tiene), el contenido de fibra (por ejemplo las menestras, a pesar de tener almidón, también tienen mucha fibra (9).

Las últimas investigaciones han demostrado que los alimentos con IG alto (harinas refinadas, azúcares) están fuertemente asociado con la diabetes tipo 2 (el riesgo aumenta en casi un 90%) a diferencia de los integrales (91). Las comidas con IG alto también se han relacionado con un mayor riesgo de cánceres como: el cáncer colorrectal y el cáncer de vejiga (155).

En Internet puedes buscar el índice y la carga glicémica de varios alimentos, en este enlace puedes encontrar algunos:

https://care.diabetesjournals.org/content/31/12/2281.figures-only,

Está en inglés, pero tiene la alternativa para leerlo en español.

ACERCA DEL AUTOR

rmando Felix Zambrano es odontólogo, graduado de la
AUniversidad Nacional Mayor de San Marcos (Perú), con
una Maestría en Nutrición y Salud en la Universidad
Internacional de Valencia (VIU).

Su profundo interés, desde hace bastante tiempo, en
conocer el modo cómo mantener la salud de las personas
por un período mayor de tiempo, lo ha motivado a realizar
sus estudios de maestría. Uno de sus grandes sueños es
divulgar que la nutrición es importante para mantener la
salud. Su primer proyecto en línea es el blog, "Sabiamente
saludable", con el objetivo de ayudar a recuperar, renovar
y potenciar la salud por medio de la nutrición y el deporte:
https://sabiamentesaludable.home.blog/

Armando fue entrevistado en el diario "El Comercio" de
Lima, Perú, sobre por qué el exceso de grasa corporal
disminuye la capacidad del sistema inmune.

Actualmente tiene otros proyectos editoriales sobre
envejecimiento saludable y microbiota intestinal. También
está trabajando en la construcción de una multiplataforma
con artículos, videos y entrevistas relacionada con un
estilo de vida Sabiamente Saludable.

Bibliografía

1. Adiels, M., Taskinen, M. R., Packard, C., Caslake, M. J., Soro-Paavonen, A., Westerbacka, J., … Borén, J. (2006). Overproduction of large VLDL particles is driven by increased liver fat content in man. *Diabetologia, 49*(4), 755–765. https://doi.org/10.1007/s00125-005-0125-z

2. Alexander, B. T., Dasinger, J. H., & Intapad, S. (2015). Fetal programming and cardiovascular pathology. *Comprehensive Physiology, 5*(2), 997–1025. https://doi.org/10.1002/cphy.c140036

3. Ali, A. M., & Kunugi, H. (2019). Bee honey protects astrocytes against oxidative stress: A preliminary in vitro investigation. *Neuropsychopharmacology Reports, 39*(4), 312–314. https://doi.org/10.1002/npr2.12079

4. Ames, S. L., Kisbu-Sakarya, Y., Reynolds, K. D., Boyle, S., Cappelli, C., Cox, M. G., … Stacy, A. W. (2014). Inhibitory control effects in adolescent binge eating and consumption of sugar-sweetened beverages and snacks. *Appetite, 81*, 180–192. https://doi.org/10.1016/j.appet.2014.06.013

5. Anker, C. C. B., Rafiq, S., & Jeppesen, P. B. (2019, September 1). Effect of steviol glycosides on human health with emphasis on type 2 diabetic biomarkers: A systematic review and meta-analysis of randomized controlled trials. *Nutrients,* Vol. 11. https://doi.org/10.3390/nu11091965

6. Anleu, E., Reyes, M., Marcela Araya, B., Flores, M., Uauy, R., & Garmendia, M. L. (2019). Effectiveness of an intervention of dietary counseling for overweight and obese pregnant women in the consumption of sugars and energy. *Nutrients, 11*(2). https://doi.org/10.3390/nu11020385

7. Appleton, J., Russell, C. G., Laws, R., Fowler, C., Campbell, K., & Denney-Wilson, E. (2018). Infant formula feeding practices associated with rapid weight gain: A systematic review. *Maternal and Child Nutrition, 14*(3). https://doi.org/10.1111/mcn.12602

8. Asociación Española de Pediatría de Atención Primaria., A., Royo Bordonada, M. Á., Frades Payo, A., & Royo Bordonada, M. Á. (2018). Revista pediatría de atención primaria. In *Pediatría Atención Primaria* (Vol. 20). Retrieved

from
http://scielo.isciii.es/scielo.php?script=sci_arttext&pid=S11
39-76322018000400004&lng=es&nrm=iso&tlng=es

9. Azad, M. B., Abou-Setta, A. M., Chauhan, B. F., Rabbani, R.,
Lys, J., Copstein, L., ... Zarychanski, R. (2017). Nonnutritive
sweeteners and cardiometabolic health: A systematic review
and meta-analysis of randomized controlled trials and
prospective cohort studies. *CMAJ, 189*(28), E929–E939.
https://doi.org/10.1503/cmaj.161390

10. Azad, M. B., Sharma, A. K., De Souza, R. J., Dolinsky, V. W.,
Becker, A. B., Mandhane, P. J., ... Laprise, C. (2016).
Association between artificially sweetened beverage
consumption during pregnancy and infant body mass index.
JAMA Pediatrics, 170(7), 662–670.
https://doi.org/10.1001/jamapediatrics.2016.0301

11. Baker, S. S., Cochran, W. J., Greer, F. R., Heyman, M. B.,
Jacobson, M. S., Jaksic, T., ... Harris, S. S. (2001, May). The
use and misuse of fruit juice in pediatrics. *Pediatrics*, Vol. 107,
pp. 1210–1213. https://doi.org/10.1542/peds.107.5.1210

12. Ballard, O., & Morrow, A. L. (2013, February). Human Milk
Composition. Nutrients and Bioactive Factors. *Pediatric Clinics
of North America*, Vol. 60, pp. 49–74.
https://doi.org/10.1016/j.pcl.2012.10.002

13. Barnes, J. N., & Joyner, M. J. (2012, June). Sugar highs and
lows: The impact of diet on cognitive function. *Journal of
Physiology*, Vol. 590, pp. 2831–2831.
https://doi.org/10.1113/jphysiol.2012.234328

14. Basu, S., McKee, M., Galea, G., & Stuckler, D. (2013).
Relationship of soft drink consumption to global overweight,
obesity, and diabetes: A cross-national analysis of 75
countries. *American Journal of Public Health, 103*(11), 2071–
2077. https://doi.org/10.2105/AJPH.2012.300974

15. Bazzano, L. A., Li, T. Y., Joshipura, K. J., & Hu, F. B. (2008).
Intake of fruit, vegetables, and fruit juices and risk of diabetes
in women. *Diabetes Care, 31*(7), 1311–1317.
https://doi.org/10.2337/dc08-0080

16. Beauchamp, G. K. (2016, October 1). Why do we like sweet
taste: A bitter tale? *Physiology and Behavior*, Vol. 164, pp. 432–

437. https://doi.org/10.1016/j.physbeh.2016.05.007

17. Bédard, A., Northstone, K., Henderson, A. J., & Shaheen, S. O. (2017). Maternal intake of sugar during pregnancy and childhood respiratory and atopic outcomes. *European Respiratory Journal, 50*(1). https://doi.org/10.1183/13993003.00073-2017

18. Beilharz, J. E., Maniam, J., & Morris, M. J. (2014). Short exposure to a diet rich in both fat and sugar or sugar alone impairs place, but not object recognition memory in rats. *Brain, Behavior, and Immunity, 37*, 134–141. https://doi.org/10.1016/j.bbi.2013.11.016

19. Beilharz, J., Maniam, J., & Morris, M. (2015). Diet-Induced Cognitive Deficits: The Role of Fat and Sugar, Potential Mechanisms and Nutritional Interventions. *Nutrients, 7*(8), 6719–6738. https://doi.org/10.3390/nu7085307

20. Bellavia, A., Larsson, S. C., Bottai, M., Wolk, A., & Orsini, N. (2013). Fruit and vegetable consumption and all-cause mortality: A doseresponse analysis. *American Journal of Clinical Nutrition, 98*(2), 454–459. https://doi.org/10.3945/ajcn.112.056119

21. Black, R. E., Victora, C. G., Walker, S. P., Bhutta, Z. A., Christian, P., De Onis, M., … Uauy, R. (2013). Maternal and child undernutrition and overweight in low-income and middle-income countries. *The Lancet*, Vol. 382, pp. 427–451. https://doi.org/10.1016/S0140-6736(13)60937-X

22. Bode, L. (2012, September). Human milk oligosaccharides: Every baby needs a sugar mama. *Glycobiology*, Vol. 22, pp. 1147–1162. https://doi.org/10.1093/glycob/cws074

23. Borgen, I., Aamodt, G., Harsem, N., Haugen, M., Meltzer, H. M., & Brantsæter, A. L. (2012). Maternal sugar consumption and risk of preeclampsia in nulliparous Norwegian women. *European Journal of Clinical Nutrition, 66*(8), 920–925. https://doi.org/10.1038/ejcn.2012.61

24. Brand-Miller, J., & Buyken, A. E. (2020, February 1). The relationship between glycemic index and health. *Nutrients*, Vol. 12. https://doi.org/10.3390/nu12020536

25. Bray, G. A., & Popkin, B. M. (2014). Dietary sugar and body weight: Have we reached a crisis in the epidemic of obesity and diabetes?: Health be damned! Pour on the sugar. *Diabetes*

Care, Vol. 37, pp. 950–956. https://doi.org/10.2337/dc13-2085

26. Braz, M., de Assumpção, D., Barros, M. B. de A., & Barros Filho, A. de A. (2019). Added sugar intake by adolescents: A population-based study. *Ciencia e Saude Coletiva, 24*(9), 3237–3246. https://doi.org/10.1590/1413-81232018249.24692017

27. Burger, K. S. (2017). Frontostriatal and behavioral adaptations to daily sugar-sweetened beverage intake: A randomized controlled trial. *American Journal of Clinical Nutrition, 105*(3), 555–563. https://doi.org/10.3945/ajcn.116.140145

28. Burke, M. V., & Small, D. M. (2015). Physiological mechanisms by which non-nutritive sweeteners may impact body weight and metabolism. *Physiology and Behavior, 152*(Pt B), 381–388. https://doi.org/10.1016/j.physbeh.2015.05.036

29. Burris, J., Rietkerk, W., Shikany, J. M., & Woolf, K. (2017). Differences in Dietary Glycemic Load and Hormones in New York City Adults with No and Moderate/Severe Acne. *Journal of the Academy of Nutrition and Dietetics, 117*(9), 1375–1383. https://doi.org/10.1016/j.jand.2017.03.024

30. Chaput, J. P., Tremblay, M. S., Katzmarzyk, P. T., Fogelholm, M., Hu, G., Maher, C., … Sampasa-Kanyinga, H. (2018). Sleep patterns and sugar-sweetened beverage consumption among children from around the world. *Public Health Nutrition, 21*(13), 2385–2393. https://doi.org/10.1017/S1368980018000976

31. Chazelas, E., Srour, B., Desmetz, E., Kesse-Guyot, E., Julia, C., Deschamps, V., … Touvier, M. (2019a). Sugary drink consumption and risk of cancer: Results from NutriNet-Santé prospective cohort. *The BMJ, 366.* https://doi.org/10.1136/bmj.l2408

32. Chazelas, E., Srour, B., Desmetz, E., Kesse-Guyot, E., Julia, C., Deschamps, V., … Touvier, M. (2019b). Sugary drink consumption and risk of cancer: Results from NutriNet-Santé prospective cohort. *The BMJ, 366.* https://doi.org/10.1136/bmj.l2408

33. Chen, L.-W., Aris, I. M., Bernard, J. Y., Tint, M.-T., Colega, M., Gluckman, P. D., … Lee, Y. S. (2017). Associations of

maternal macronutrient intake during pregnancy with infant BMI peak characteristics and childhood BMI. *The American Journal of Clinical Nutrition, 105*(3), 705–713. https://doi.org/10.3945/ajcn.116.148270

34. Choudhary, A. K., & Pretorius, E. (2017). Revisiting the safety of aspartame. *Nutrition Reviews, 75*(9), 718–730. https://doi.org/10.1093/nutrit/nux035

35. Christ, A., Lauterbach, M., & Latz, E. (2019, November 19). Western Diet and the Immune System: An Inflammatory Connection. *Immunity*, Vol. 51, pp. 794–811. https://doi.org/10.1016/j.immuni.2019.09.020

36. Cohen, J. F. W., Rifas-Shiman, S. L., Young, J., & Oken, E. (2018). Associations of Prenatal and Child Sugar Intake With Child Cognition. *American Journal of Preventive Medicine, 54*(6), 727–735. https://doi.org/10.1016/j.amepre.2018.02.020

37. Daniels, M. C., & Popkin, B. M. (2010, September). Impact of water intake on energy intake and weight status: A systematic review. *Nutrition Reviews*, Vol. 68, pp. 505–521. https://doi.org/10.1111/j.1753-4887.2010.00311.x

38. DDrewnowski, A., Mennella, J. A., Johnson, S. L., & Bellisle, F. (2012). Sweetness and food preference. Journal of Nutrition, 142(6), 1142S. https://doi.org/10.3945/jn.111.149575rewnowski, A., Mennella, J. A., Johnson, S. L., & Bellisle, F. (2012). Sweetness and food preference. *Journal of Nutrition, 142*(6), 1142S. https://doi.org/10.3945/jn.111.149575

39. De Koning, L., Malik, V. S., Rimm, E. B., Willett, W. C., & Hu, F. B. (2011). Sugar-sweetened and artificially sweetened beverage consumption and risk of type 2 diabetes in men. *American Journal of Clinical Nutrition, 93*(6), 1321–1327. https://doi.org/10.3945/ajcn.110.007922

40. Dearden, L., & Ozanne, S. E. (2015, October 1). Early life origins of metabolic disease: Developmental programming of hypothalamic pathways controlling energy homeostasis. *Frontiers in Neuroendocrinology*, Vol. 39, pp. 3–16. https://doi.org/10.1016/j.yfrne.2015.08.001

41. Dennis, E. A., Laura Dengo, A., Comber, D. L., Flack, K. D., Savla, J., Davy, K. P., & Davy, B. M. (2010). *Water Consumption Increases Weight Loss During a Hypocaloric Diet*

Intervention in Middle-aged and Older Adults.
https://doi.org/10.1038/oby.2009.235

42. DiNicolantonio, J. J., O'Keefe, J. H., & Wilson, W. L. (2018, July 1). Sugar addiction: Is it real? A narrative review. *British Journal of Sports Medicine*, Vol. 52, pp. 910–913. https://doi.org/10.1136/bjsports-2017-097971

43. Do, M. H., Lee, E., Oh, M. J., Kim, Y., & Park, H. Y. (2018). High-glucose or-fructose diet cause changes of the gut microbiota and metabolic disorders in mice without body weight change. *Nutrients, 10*(6). https://doi.org/10.3390/nu10060761

44. Donazar-Ezcurra, M., Lopez-del Burgo, C., Martinez-Gonzalez, M. A., Basterra-Gortari, F. J., de Irala, J., & Bes-Rastrollo, M. (2018). Soft drink consumption and gestational diabetes risk in the SUN project. *Clinical Nutrition, 37*(2), 638–645. https://doi.org/10.1016/j.clnu.2017.02.005

45. Drouin-Chartier, J. P., Zheng, Y., Li, Y., Malik, V., Pan, A., Bhupathiraju, S. N., ... Hu, F. B. (2019). Changesinconsumptionofsugary beverages and artificially sweetened beverages and subsequent risk of type 2 diabetes: Results from three large prospective U.S. Cohorts of women and men. *Diabetes Care, 42*(12), 2181–2189. https://doi.org/10.2337/dc19-0734

46. Englund-O ¨ Gge, L., Brantsaeter, A. L., Haugen, M., Sengpiel, V., Khatibi, A., Myhre, R., ... Jacobsson, B. (n.d.). *Association between intake of artificially sweetened and sugar-sweetened beverages and preterm delivery: a large prospective cohort study 1-3.* https://doi.org/10.3945/ajcn.111.031567

47. Fan, Y., Li, W., Liu, H., Wang, L., Zhang, S., Li, W., ... Hu, G. (2019). Effects of obesity and a history of gestational diabetes on the risk of postpartum diabetes and hyperglycemia in Chinese women: Obesity, GDM and diabetes risk. *Diabetes Research and Clinical Practice, 156.* https://doi.org/10.1016/j.diabres.2019.107828

48. Ferretti, F., & Mariani, M. (2019). Sugar-sweetened beverage affordability and the prevalence of overweight and obesity in a cross section of countries. *Globalization and Health, 15*(1). https://doi.org/10.1186/s12992-019-0474-x

49. Fidler Mis, N., Braegger, C., Bronsky, J., Campoy, C., Domellöf, M., Embleton, N. D., … Fewtrell, M. (2017a). Sugar in Infants, Children and Adolescents: A Position Paper of the European Society for Paediatric Gastroenterology, Hepatology and Nutrition Committee on Nutrition. *Journal of Pediatric Gastroenterology and Nutrition*, *65*(6), 681–696. https://doi.org/10.1097/MPG.0000000000001733

50. Fidler Mis, N., Braegger, C., Bronsky, J., Campoy, C., Domellöf, M., Embleton, N. D., … Fewtrell, M. (2017b). Sugar in Infants, Children and Adolescents: A Position Paper of the European Society for Paediatric Gastroenterology, Hepatology and Nutrition Committee on Nutrition. *Journal of Pediatric Gastroenterology and Nutrition*, *65*(6), 681–696. https://doi.org/10.1097/MPG.0000000000001733

51. Flood-Obbagy, J. E., & Rolls, B. J. (2009). The effect of fruit in different forms on energy intake and satiety at a meal. *Appetite*, *52*(2), 416–422. https://doi.org/10.1016/j.appet.2008.12.001

52. Fowler, S. P., Williams, K., Resendez, R. G., Hunt, K. J., Hazuda, H. P., & Stern, M. P. (2008). Fueling the obesity epidemic? Artificially sweetened beverage use and long-term weight gain. *Obesity*, *16*(8), 1894–1900. https://doi.org/10.1038/oby.2008.284

53. Freeman, C. R., Zehra, A., Ramirez, V., Wiers, C. E., Volkow, N. D., & Wang, G. J. (2018). Impact of sugar on the body, brain, and behavior. *Frontiers in Bioscience - Landmark*, *23*(12), 2255–2266. https://doi.org/10.2741/4704

54. Gamba, R. J., Leung, C. W., Petito, L., Abrams, B., & Laraia, B. A. (2019). Sugar sweetened beverage consumption during pregnancy is associated with lower diet quality and greater total energy intake. *PLOS ONE*, *14*(4), e0215686. https://doi.org/10.1371/journal.pone.0215686

55. Gangoso A, Robben DM, Wesley MC, R. P. (2018). *INTERNATIONAL SCHOLARS' th CONFERENCE TRANSLATING RESEARCH IN A BORDERLESS COMMUNITY : From Theory to Action.*

56. Garg, S. K., Maurer, H., Reed, K., & Selagamsetty, R. (2014). Diabetes and cancer: Two diseases with obesity as a common risk factor. *Diabetes, Obesity and Metabolism*, Vol. 16, pp. 97–

110. https://doi.org/10.1111/dom.12124

57. Gkogkolou, P., & Böhm, M. (2012, July). Advanced glycation end products: Keyplayers in skin aging? *Dermato-Endocrinology*, Vol. 4, p. 259. https://doi.org/10.4161/derm.22028

58. Goldstein, R. F., Abell, S. K., Ranasinha, S., Misso, M., Boyle, J. A., Mary, ;, … Teede, H. J. (2017). Association of Gestational Weight Gain With Maternal and Infant Outcomes A Systematic Review and Meta-analysis. *JAMA*, *317*(21), 2207–2225. https://doi.org/10.1001/jama.2017.3635

59. González-Gil, E. M., Santabárbara, J., Russo, P., Ahrens, W., Claessens, M., Lissner, L., … Moreno, L. A. (2016). Food intake and inflammation in European children: the IDEFICS study. *European Journal of Nutrition*, *55*(8), 2459–2468. https://doi.org/10.1007/s00394-015-1054-3

60. Goran, M. I., Plows, J. F., & Ventura, E. E. (2019). Effects of consuming sugars and alternative sweeteners during pregnancy on maternal and child health: Evidence for a secondhand sugar effect. *Proceedings of the Nutrition Society*, *78*(3), 262–271. https://doi.org/10.1017/S002966511800263X

61. Grote, V., Verduci, E., Scaglioni, S., Vecchi, F., Contarini, G., Giovannini, M., … Agostoni, C. (2016). Breast milk composition and infant nutrient intakes during the first 12 months of life. *European Journal of Clinical Nutrition*, *70*(2), 250–256. https://doi.org/10.1038/ejcn.2015.162

62. Grundt, J. H., Eide, G. E., Brantsæter, A. L., Haugen, M., & Markestad, T. (2017). Is consumption of sugar-sweetened soft drinks during pregnancy associated with birth weight? *Maternal and Child Nutrition*, *13*(4). https://doi.org/10.1111/mcn.12405

63. Gugusheff, J. R., Ong, Z. Y., & Muhlhausler, B. S. (2015, February 1). The early origins of food preferences: Targeting the critical windows of development. *FASEB Journal*, Vol. 29, pp. 365–373. https://doi.org/10.1096/fj.14-255976

64. Hagerman, D. D., & Villee, C. A. (n.d.). *THE TRANSPORT OF FRUCTOSE BY HUMAN PLACENTA1*.

65. Halldorsson, T. I., Strøm, M., Petersen, S. B., & Olsen, S. F.

(n.d.). *Intake of artificially sweetened soft drinks and risk of preterm delivery:a prospective cohort study in 59,334 Danish pregnant women.* https://doi.org/10.3945/ajcn.2009.28968

66. Han, Y., Kwon, E. Y., Yu, M. K., Lee, S. J., Kim, H. J., Kim, S. B., … Choi, M. S. (2018). A preliminary study for evaluating the dose-dependent effect of D-allulose for fat mass reduction in adult humans: A randomized, double-blind, placebo-controlled trial. *Nutrients, 10*(2). https://doi.org/10.3390/nu10020160

67. Harrison, D., Stevens, B., Bueno, M., Yamada, J., Adams-Webber, T., Beyene, J., & Ohlsson, A. (2010, June). Efficacy of sweet solutions for analgesia in infants between 1 and 12 months of age: A systematic review. *Archives of Disease in Childhood*, Vol. 95, pp. 406–413. https://doi.org/10.1136/adc.2009.174227

68. Hassevoort, K. M., Lin, A. S., Khan, N. A., Hillman, C. H., & Cohen, N. J. (2018). Added sugar and dietary fiber consumption are associated with creativity in preadolescent children. *Nutritional Neuroscience*, 1. https://doi.org/10.1080/1028415X.2018.1558003

69. Hayashi, N., Yamada, T., Takamine, S., Iida, T., Okuma, K., & Tokuda, M. (2014). Weight reducing effect and safety evaluation of rare sugar syrup by a randomized double-blind, parallel-group study in human. *Journal of Functional Foods, 11*(C), 152–159. https://doi.org/10.1016/j.jff.2014.09.020

70. He, B., Long, W., Li, X., Yang, W., Chen, Y., & Zhu, Y. (2018). Sugar-sweetened beverages consumption positively associated with the risks of obesity and hypertriglyceridemia among children aged 7–18 years in south China. *Journal of Atherosclerosis and Thrombosis, 25*(1), 81–89. https://doi.org/10.5551/jat.38570

71. Hu, F. B. (n.d.). *Resolved: There is sufficient scientific evidence that decreasing sugar-sweetened beverage consumption will reduce the prevalence of obesity and obesity-related diseases HHS Public Access.* https://doi.org/10.1111/obr.12040

72. Hwang, L. D., Zhu, G., Breslin, P. A. S., Reed, D. R., Martin, N. G., & Wright, M. J. (2015). A Common Genetic Influence on Human Intensity Ratings of Sugars and High-Potency Sweeteners. *Twin Research and Human Genetics, 18*(4), 361–367.

https://doi.org/10.1017/thg.2015.42

73. Hyson, D. A. (2015). A review and critical analysis of the scientific literature related to 100% fruit juice and human health. *Advances in Nutrition*, Vol. 6, pp. 37–51. https://doi.org/10.3945/an.114.005728

74. Imamura, F., O'Connor, L., Ye, Z., Mursu, J., Hayashino, Y., Bhupathiraju, S. N., & Forouhi, N. G. (2015). Consumption of sugar sweetened beverages, artificially sweetened beverages, and fruit juice and incidence of type 2 diabetes: Systematic review, meta-analysis, and estimation of population attributable fraction. *BMJ (Online)*, *351*. https://doi.org/10.1136/bmj.h3576

75. Jacques, A., Chaaya, N., Beecher, K., Ali, S. A., Belmer, A., & Bartlett, S. (2019, August 1). The impact of sugar consumption on stress driven, emotional and addictive behaviors. *Neuroscience and Biobehavioral Reviews*, Vol. 103, pp. 178–199. https://doi.org/10.1016/j.neubiorev.2019.05.021

76. Jacquillet, G., Debnam, E. S., Unwin, R. J., & Marks, J. (2018). Acute saccharin infusion has no effect on renal glucose handling in normal rats in vivo. *Physiological Reports*, *6*(14), 13804. https://doi.org/10.14814/phy2.13804

77. Jafar, N., Edriss, H., & Nugent, K. (2016, February 1). The effect of short-term hyperglycemia on the innate immune system. *American Journal of the Medical Sciences*, Vol. 351, pp. 201–211. https://doi.org/10.1016/j.amjms.2015.11.011

78. Jensen, T., Abdelmalek, M. F., Sullivan, S., Nadeau, K. J., Green, M., Roncal, C., … Johnson, R. J. (2018, May 1). Fructose and sugar: A major mediator of non-alcoholic fatty liver disease. *Journal of Hepatology*, Vol. 68, pp. 1063–1075. https://doi.org/10.1016/j.jhep.2018.01.019

79. Johnson, R. K., Appel, L. J., Brands, M., Howard, B. V., Lefevre, M., Lustig, R. H., … Wylie-Rosett, J. (2009). Dietary sugars intake and cardiovascular health a scientific statement from the american heart association. *Circulation*, Vol. 120, pp. 1011–1020. https://doi.org/10.1161/CIRCULATIONAHA.109.192627

80. Kapoor, C., Vaidya, S., Wadhwan, V., … G. K.-J. of C., & 2016, undefined. (n.d.). Seesaw of matrix metalloproteinases

(MMPs). *Cancerjournal.Net.* Retrieved from
http://www.cancerjournal.net/article.asp?issn=0973-
1482;year=2016;volume=12;issue=1;spage=28;epage=35;aula
st=

81. Kim, Y., & Je, Y. (2016). Prospective association of sugar-
   sweetened and artificially sweetened beverage intake with risk
   of hypertension. *Archives of Cardiovascular Diseases, 109*(4), 242–
   253. https://doi.org/10.1016/j.acvd.2015.10.005

82. Kirkpatrick, S. I., Raffoul, A., Maynard, M., Lee, K. M., &
   Stapleton, J. (2018, August 8). Gaps in the evidence on
   population interventions to reduce consumption of sugars: A
   review of reviews. *Nutrients,* Vol. 10.
   https://doi.org/10.3390/nu10081036

83. Kochet, K., Lytus, I., Svistunov, I., & Sulaieva, O. (2017,
   December 1). SKIN PATHOLOGY IN DIABETES
   MELLITUS: CLINICAL AND PATHOPHYSIOLOGICAL
   CORRELATIONS (REVIEW). *Georgian Medical News,* pp.
   41–46. Retrieved from
   https://pubmed.ncbi.nlm.nih.gov/29328028/

84. Kovalskys, I., Cavagnari, B. M., Favieri, A., Guajardo, V.,
   Gerardi, A., Previdelli, Á. N., & Fisberg, M. (2019). Main
   sources of added sugars in Argentina. *Medicina, 79*(5), 358–
   366.

85. Laitala, M. L., Vehkalahti, M. M., & Virtanen, J. I. (2018).
   Frequent consumption of sugar-sweetened beverages and
   sweets starts at early age. *Acta Odontologica Scandinavica, 76*(2),
   105–110. https://doi.org/10.1080/00016357.2017.1387929

86. Lajous, M., Boutron-Ruault, M. C., Fabre, A., Clavel-
   Chapelon, F., & Romieu, I. (2008). Carbohydrate intake,
   glycemic index, glycemic load, and risk of postmenopausal
   breast cancer in a prospective study of French women.
   American Journal of Clinical Nutrition, 87(5), 1384–1391.
   https://doi.org/10.1093/ajcn/87.5.1384

87. Lemaire, M., Le Huërou-Luron, I., & Blat, S. (2018,
   December 1). Effects of infant formula composition on long-
   term metabolic health. *Journal of Developmental Origins of Health
   and Disease,* Vol. 9, pp. 573–589.
   https://doi.org/10.1017/S2040174417000964

88. Lenoir, M., Serre, F., Cantin, L., & Ahmed, S. H. (2007).

Intense Sweetness Surpasses Cocaine Reward. *PLoS ONE*, *2*(8), e698. https://doi.org/10.1371/journal.pone.0000698

89. Lichtenstein, A. H. (2019, April 30). Last Nail in the Coffin for Sugar-Sweetened Beverages: Now Let's Focus on the Hard Part. *Circulation*, Vol. 139, pp. 2126–2128. https://doi.org/10.1161/CIRCULATIONAHA.119.040245

90. Lima, A. L., Illing, T., Schliemann, S., & Elsner, P. (2017, August 1). Cutaneous Manifestations of Diabetes Mellitus: A Review. *American Journal of Clinical Dermatology*, Vol. 18, pp. 541–553. https://doi.org/10.1007/s40257-017-0275-z

91. Livesey, G., Taylor, R., Livesey, H. F., Buyken, A. E., Jenkins, D. J. A., Augustin, L. S. A., ... Brand-Miller, J. C. (2019, June 1). Dietary glycemic index and load and the risk of type 2 diabetes: Assessment of causal relations. *Nutrients*, Vol. 11. https://doi.org/10.3390/nu11061436

92. Lohner, S., Kuellenberg de Gaudry, D., Toews, I., Ferenci, T., & Meerpohl, J. J. (2020, May 25). Non-nutritive sweeteners for diabetes mellitus. *Cochrane Database of Systematic Reviews*, Vol. 2020. https://doi.org/10.1002/14651858.CD012885.pub2

93. Lozano, M., Manyes, L., Peiró, J., & Ramada, J. M. (2018). Nutrients associated with diseases related to aging: A new healthy aging diet index for elderly population. *Nutricion Hospitalaria*, *35*(6), 1287–1297. https://doi.org/10.20960/nh.1946

94. Maersk, M., Belza, A., Stødkilde-Jørgensen, H., Ringgaard, S., Chabanova, E., Thomsen, H., ... Richelsen, B. (2012). Sucrose-sweetened beverages increase fat storage in the liver, muscle, and visceral fat depot: A 6-mo randomized intervention study. *American Journal of Clinical Nutrition*, *95*(2), 283–289. https://doi.org/10.3945/ajcn.111.022533

95. Magnuson, B. A., Carakostas, M. C., Moore, N. H., Poulos, S. P., & Renwick, A. G. (2016). Biological fate of low-calorie sweeteners. *Nutrition Reviews*, *74*(11), 670–689. https://doi.org/10.1093/nutrit/nuw032

96. Malik, V. S., Li, Y., Pan, A., De Koning, L., Schernhammer, E., Willett, W. C., & Hu, F. B. (2019). Long-Term Consumption of Sugar-Sweetened and Artificially Sweetened

Beverages and Risk of Mortality in US Adults. *Circulation*, *139*(18), 2113–2125. https://doi.org/10.1161/CIRCULATIONAHA.118.037401

97. Malik, V. S., Pan, A., Willett, W. C., & Hu, F. B. (2013). Sugar-sweetened beverages and weight gain in children and adults: A systematic review and meta-analysis. *American Journal of Clinical Nutrition*, *98*(4), 1084–1102. https://doi.org/10.3945/ajcn.113.058362

98. Mallikarjun, S., & Sieburth, R. M. N. (2015, May 4). Aspartame and Risk of Cancer: A Meta-analytic Review. *Archives of Environmental and Occupational Health*, Vol. 70, pp. 133–141. https://doi.org/10.1080/19338244.2013.828674

99. Maone, T. R., Mattes, R. D., Bernbaum, J. C., & Beauchamp, G. K. (1990). A new method for delivering a taste without fluids to preterm and term infants. *Developmental Psychobiology*, *23*(2), 179–191. https://doi.org/10.1002/dev.420230208

100. Martin, B., & Sacks, D. A. (2018, November 1). The global burden of hyperglycemia in pregnancy – Trends from studies in the last decade. *Diabetes Research and Clinical Practice*, Vol. 145, pp. 17–19. https://doi.org/10.1016/j.diabres.2018.04.003

101. Martyn, D., Darch, M., Roberts, A., Lee, H. Y., Tian, T. Y., Kaburagi, N., & Belmar, P. (2018, March 15). Low-/no-calorie sweeteners: A review of global intakes. *Nutrients*, Vol. 10. https://doi.org/10.3390/nu10030357

102. Maslova, E., Halldorsson, T. I., Astrup, A., & Olsen, S. F. (n.d.). *Dietary protein-to-carbohydrate ratio and added sugar as determinants of excessive gestational weight gain: a prospective cohort study*. https://doi.org/10.1136/bmjopen-2014-005839

103. Mazarello Paes, V., Hesketh, K., O'Malley, C., Moore, H., Summerbell, C., Griffin, S., … Lakshman, R. (2015, November 1). Determinants of sugar-sweetened beverage consumption in young children: A systematic review. *Obesity Reviews*, Vol. 16, pp. 903–913. https://doi.org/10.1111/obr.12310

104. Mejia, E., & Pearlman, M. (2019, December 1). Natural Alternative Sweeteners and Diabetes Management. *Current Diabetes Reports*, Vol. 19, pp. 1–10. https://doi.org/10.1007/s11892-019-1273-8

105.	Mennella, J. A., Jagnow, C. P., & Beauchamp, G. K. (2001). Prenatal and postnatal flavor learning by human infants. *Pediatrics, 107*(6), E88. https://doi.org/10.1542/peds.107.6.e88

106.	Milech, A., Chacra, A. R., & Kayath, M. J. (2001). Revisão da hiperglicemia pós-prandial e a hipoglicemia no controle do diabetes mellitus: o papel da insulina lispro e suas pré-misturas nos picos e vales. *Arquivos Brasileiros de Endocrinologia & Metabologia, 45*(5), 423–432. https://doi.org/10.1590/s0004-27302001000500004

107.	Millstone, E. P., & Dawson, E. (2019). EFSA's toxicological assessment of aspartame: was it even-handedly trying to identify possible unreliable positives and unreliable negatives? *Archives of Public Health, 77*(1), 34. https://doi.org/10.1186/s13690-019-0355-z

108.	Milton, K. (1999). Nutritional characteristics of wild primate foods: Do the diets of our closest living relatives have lessons for us? *Nutrition, 15*(6), 488–498. https://doi.org/10.1016/S0899-9007(99)00078-7

109.	Momtazi-Borojeni, A. A., Esmaeili, S.-A., Abdollahi, E., & Sahebkar, A. (2016). A Review on the Pharmacology and Toxicology of Steviol Glycosides Extracted from Stevia rebaudiana. *Current Pharmaceutical Design, 23*(11), 1616–1622. https://doi.org/10.2174/1381612822666161021142835

110.	Mooradian, A. D., Smith, M., & Tokuda, M. (2017, April 1). The role of artificial and natural sweeteners in reducing the consumption of table sugar: A narrative review. *Clinical Nutrition ESPEN*, Vol. 18, pp. 1–8. https://doi.org/10.1016/j.clnesp.2017.01.004

111.	Moriconi, E., Feraco, A., Marzolla, V., Infante, M., Lombardo, M., Fabbri, A., & Caprio, M. (2020, July 16). Neuroendocrine and Metabolic Effects of Low-Calorie and Non-Calorie Sweeteners. *Frontiers in Endocrinology*, Vol. 11, p. 444. https://doi.org/10.3389/fendo.2020.00444

112.	Moukarzel, S., & Bode, L. (2017, March 1). Human Milk Oligosaccharides and the Preterm Infant: A Journey in Sickness and in Health. *Clinics in Perinatology*, Vol. 44, pp. 193–207. https://doi.org/10.1016/j.clp.2016.11.014

113.   Muckelbauer, R., Libuda, L., Clausen, K., Toschke, A. M., Reinehr, T., & Kersting, M. (2009). Promotion and provision of drinking water in schools for overweight prevention: Randomized, controlled cluster trial. *Pediatrics, 123*(4). https://doi.org/10.1542/peds.2008-2186

114.   Neri, D., Martinez-Steele, E., Monteiro, C. A., & Levy, R. B. (2019). Consumption of ultra-processed foods and its association with added sugar content in the diets of US children, NHANES 2009-2014. *Pediatric Obesity, 14*(12). https://doi.org/10.1111/ijpo.12563

115.   Nguyen, T. T., Ta, Q. T. H., Nguyen, T. K. O., Nguyen, T. T. D., & Giau, V. Van. (2020, May 1). Type 3 diabetes and its role implications in alzheimer's disease. *International Journal of Molecular Sciences*, Vol. 21. https://doi.org/10.3390/ijms21093165

116.   Noble, E. E., Hsu, T. M., Liang, J., & Kanoski, S. E. (2019). Early-life sugar consumption has long-term negative effects on memory function in male rats. *Nutritional Neuroscience, 22*(4), 273–283. https://doi.org/10.1080/1028415X.2017.1378851

117.   O'Neil, A., Quirk, S. E., Housden, S., Brennan, S. L., Williams, L. J., Pasco, J. A., … Jacka, F. N. (2014). Relationship between diet and mental health in children and adolescents: a systematic review. *American Journal of Public Health, 104*(10), e31-42. https://doi.org/10.2105/AJPH.2014.302110

118.   Okubo, H., Miyake, Y., Sasaki, S., Tanaka, K., & Hirota, Y. (2016). Early sugar-sweetened beverage consumption frequency is associated with poor quality of later food and nutrient intake patterns among Japanese young children: the Osaka Maternal and Child Health Study. *Nutrition Research, 36*(6), 594–602. https://doi.org/10.1016/j.nutres.2016.01.008

119.   Oussaada, S. M., van Galen, K. A., Cooiman, M. I., Kleinendorst, L., Hazebroek, E. J., van Haelst, M. M., … Serlie, M. J. (2019). The pathogenesis of obesity. *Metabolism: Clinical and Experimental, 92*, 26–36. https://doi.org/10.1016/j.metabol.2018.12.012

120.   Overduin, J., Collet, T. H., Medic, N., Henning, E.,

Keogh, J. M., Forsyth, F., … van der Klaauw, A. A. (2016). Failure of sucrose replacement with the non-nutritive sweetener erythritol to alter GLP-1 or PYY release or test meal size in lean or obese people. *Appetite, 107*, 596–603. https://doi.org/10.1016/j.appet.2016.09.009

121.   Pan, A., Malik, V. S., Schulze, M. B., Manson, J. E., Willett, W. C., & Hu, F. B. (2012). Plain-water intake and risk of type 2 diabetes in young and middle-aged women 1-4. *Am J Clin Nutr, 95*, 1454–1460. https://doi.org/10.3945/ajcn.111.032698

122.   Parker, L., Burns, A. C., & Sanchez, E. (2010). Local government actions to prevent childhood obesity. In *Local Government Actions to Prevent Childhood Obesity.* https://doi.org/10.17226/12674

123.   Pase, M. P., Himali, J. J., Beiser, A. S., Aparicio, H. J., Satizabal, C. L., Vasan, R. S., … Jacques, P. F. (2017). Sugar- and Artificially Sweetened Beverages and the Risks of Incident Stroke and Dementia: A Prospective Cohort Study. *Stroke, 48*(5), 1139–1146. https://doi.org/10.1161/STROKEAHA.116.016027

124.   Pepin, A., Stanhope, K. L., & Imbeault, P. (2019, May 1). Are fruit juices healthier than sugar-sweetened beverages? A review. *Nutrients*, Vol. 11. https://doi.org/10.3390/nu11051006

125.   Pereira, M. A. (2014). Sugar-sweetened and artificially-sweetened beverages in relation to obesity risk. *Advances in Nutrition, 5*(6), 797–808. https://doi.org/10.3945/an.114.007062

126.   Prattichizzo, F., De Nigris, V., Mancuso, E., Spiga, R., Giuliani, A., Matacchione, G., … Ceriello, A. (2018). Short-term sustained hyperglycaemia fosters an archetypal senescence-associated secretory phenotype in endothelial cells and macrophages. *Redox Biology, 15*, 170–181. https://doi.org/10.1016/j.redox.2017.12.001

127.   Prinz, P. (2019). The role of dietary sugars in health: molecular composition or just calories? *European Journal of Clinical Nutrition*, Vol. 73, p. 1216. https://doi.org/10.1038/s41430-019-0407-z

128.   Rahman, A. A., Jomaa, L., Kahale, L. A., Adair, P., & Pine, C. (2018). Effectiveness of behavioral interventions to reduce the intake of sugar-sweetened beverages in children and adolescents: A systematic review and meta-analysis. *Nutrition Reviews*, Vol. 76, pp. 88–107. https://doi.org/10.1093/nutrit/nux061

129.   Raine, K. D. (2005). Determinants of healthy eating in Canada: An overview and synthesis. *Canadian Journal of Public Health*, Vol. 96, p. S8. https://doi.org/10.1007/bf03405195

130.   Ramirez, I. (1990). Why do sugars taste good? *Neuroscience & Biobehavioral Reviews*, 14(2), 125–134. https://doi.org/10.1016/S0149-7634(05)80213-1

131.   Reichelt, A. C., & Rank, M. M. (2017, December 1). The impact of junk foods on the adolescent brain. *Birth Defects Research*, Vol. 109, pp. 1649–1658. https://doi.org/10.1002/bdr2.1173

132.   Renault, K. M., Carlsen, E. M., Nørgaard, K., Nilas, L., Pryds, O., Secher, N. J., … Halldorsson, T. I. (2015). Intake of sweets, snacks and soft drinks predicts weight gain in obese pregnant women: Detailed analysis of the results of a randomised controlled trial. *PLoS ONE*, 10(7). https://doi.org/10.1371/journal.pone.0133041

133.   Ritu, M., & Nandini, J. (2016). Nutritional composition of Stevia rebaudiana, a sweet herb, and its hypoglycaemic and hypolipidaemic effect on patients with non-insulin dependent diabetes mellitus. *Journal of the Science of Food and Agriculture*, 96(12), 4231–4234. https://doi.org/10.1002/jsfa.7627

134.   Ruiz-Ojeda, F. J., Plaza-Díaz, J., Sáez-Lara, M. J., & Gil, A. (2019). Effects of Sweeteners on the Gut Microbiota: A Review of Experimental Studies and Clinical Trials. *Advances in Nutrition*, 10(Suppl 1), S31–S48. https://doi.org/10.1093/advances/nmy037

135.   Sampasa-Kanyinga, H., Hamilton, H. A., & Chaput, J. P. (2018). Sleep duration and consumption of sugar-sweetened beverages and energy drinks among adolescents. *Nutrition*, 48, 77–81. https://doi.org/10.1016/j.nut.2017.11.013

136.   SANTE - Salud Seguridad Alimentaria, D. D. (n.d.).

COM(2016)169/F1 - ES.

137.   Santos, N. C., de Araujo, L. M., De Luca Canto, G.,
Guerra, E. N. S., Coelho, M. S., & Borin, M. de F. (2018).
Metabolic effects of aspartame in adulthood: A systematic
review and meta-analysis of randomized clinical trials. *Critical
Reviews in Food Science and Nutrition, 58*(12), 2068–2081.
https://doi.org/10.1080/10408398.2017.1304358

138.   Schack-Nielsen, L., Michaelsen, K. F., Gamborg, M.,
Mortensen, E. L., & Sørensen, T. I. A. (2010). Gestational
weight gain in relation to offspring body mass index and
obesity from infancy through adulthood. *International Journal of
Obesity, 34*(1), 67–74. https://doi.org/10.1038/ijo.2009.206

139.   Schalkwijk, C. G., Stehouwer, C. D. A., & van
Hinsbergh, V. W. M. (2004, September). Fructose-mediated
non-enzymatic glycation: Sweet coupling or bad modification.
Diabetes/Metabolism Research and Reviews, Vol. 20, pp. 369–382.
https://doi.org/10.1002/dmrr.488

140.   Sieri, S., Agnoli, C., Pala, V., Grioni, S., Brighenti, F.,
Pellegrini, N., … Krogh, V. (2017). Dietary glycemic index,
glycemic load, and cancer risk: Results from the EPIC-Italy
study. *Scientific Reports, 7*(1). https://doi.org/10.1038/s41598-
017-09498-2

141.   Stanhope, K. L., Medici, V., Bremer, A. A., Lee, V.,
Lam, H. D., Nunez, M. V., … Havel, P. J. (2015). A doseresponse study of consuming high-fructose corn syrup-
sweetened beverages on lipid/lipoprotein risk factors for
cardiovascular disease in young adults. *American Journal of
Clinical Nutrition, 101*(6), 1144–1154.
https://doi.org/10.3945/ajcn.114.100461

142.   Steele, E. M., Baraldi, L. G., Da Costa Louzada, M.
L., Moubarac, J. C., Mozaffarian, D., & Monteiro, C. A.
(2016). Ultra-processed foods and added sugars in the US
diet: Evidence from a nationally representative cross-sectional
study. *BMJ Open, 6*(3). https://doi.org/10.1136/bmjopen-
2015-009892

143.   Stepien, M., Duarte-Salles, T., Fedirko, V.,
Trichopoulou, A., Lagiou, P., Bamia, C., … Jenab, M. (2016).
Consumption of soft drinks and juices and risk of liver and

biliary tract cancers in a European cohort. *European Journal of Nutrition, 55*(1), 7–20. https://doi.org/10.1007/s00394-014-0818-5

144.   Suez, J., Korem, T., Zeevi, D., Zilberman-Schapira, G., Thaiss, C. A., Maza, O., … Elinav, E. (2014). Artificial sweeteners induce glucose intolerance by altering the gut microbiota. *Nature, 514*(7521), 181–186. https://doi.org/10.1038/nature13793

145.   Sun, X. F., Shao, Y. B., Liu, M. G., Chen, Q. I., Liu, Z. J., Xu, B., … Liu, H. (2017). High-concentration glucose enhances invasion in invasive ductal breast carcinoma by promoting Glut1/MMP2/MMP9 axis expression. *Oncology Letters, 13*(5), 2989–2995. https://doi.org/10.3892/ol.2017.5843

146.   Swithers, S. E. (2015). Artificial sweeteners are not the answer to childhood obesity. *Appetite, 93*, 85–90. https://doi.org/10.1016/j.appet.2015.03.027

147.   Takata, T., Motoo, Y., & Tomosugi, N. (2014). Effect of Saikokeishito, a Kampo medicine, on hydrogen peroxide-induced premature senescence of normal human dermal fibroblasts. *Journal of Integrative Medicine, 12*(6), 495–503. https://doi.org/10.1016/S2095-4964(14)60052-2

148.   Taskinen, M. R., Söderlund, S., Bogl, L. H., Hakkarainen, A., Matikainen, N., Pietiläinen, K. H., … Borén, J. (2017). Adverse effects of fructose on cardiometabolic risk factors and hepatic lipid metabolism in subjects with abdominal obesity. *Journal of Internal Medicine, 282*(2), 187–201. https://doi.org/10.1111/joim.12632

149.   Teff, K. L., Elliott, S. S., Tschöp, M., Kieffer, T. J., Rader, D., Heiman, M., … Havel, P. J. (2004). Dietary fructose reduces circulating insulin and leptin, attenuates postprandial suppression of ghrelin, and increases triglycerides in women. *Journal of Clinical Endocrinology and Metabolism, 89*(6), 2963–2972. https://doi.org/10.1210/jc.2003-031855

150.   Telegraph, E. M.-T., & 2014, undefined. (n.d.). *World Health Organisation advises halving sugar intake.*

151.   ter Horst, K. W., Schene, M. R., Holman, R., Romijn, J. A., & Serlie, M. J. (2016). Effect of fructose consumption

on insulin sensitivity in nondiabetic subjects: a systematic review and meta-analysis of diet-intervention trials. *The American Journal of Clinical Nutrition, 104*(6), 1562–1576. https://doi.org/10.3945/ajcn.116.137786

152.   Tey, S. L., Salleh, N. B., Henry, J., & Forde, C. G. (2017). Effects of aspartame-, monk fruit-, stevia- and sucrose-sweetened beverages on postprandial glucose, insulin and energy intake. *International Journal of Obesity, 41*(3), 450–457. https://doi.org/10.1038/ijo.2016.225

153.   Toews, I., Lohner, S., Küllenberg De Gaudry, D., Sommer, H., & Meerpohl, J. J. (2019). Association between intake of non-sugar sweeteners and health outcomes: Systematic review and meta-analyses of randomised and non-randomised controlled trials and observational studies. *BMJ (Online)*, Vol. 364. https://doi.org/10.1136/bmj.k4718

154.   Treur, J. L., Boomsma, D. I., Ligthart, L., Willemsen, G., & Vink, J. M. (2016). Heritability of high sugar consumption through drinks and the genetic correlation with substance use. *The American Journal of Clinical Nutrition, 104*(4), 1144–1150. https://doi.org/10.3945/ajcn.115.127324

155.   Turati, F., Galeone, C., Augustin, L. S. A., & La Vecchia, C. (2019). Glycemic index, glycemic load and cancer risk: An updated meta-analysis. *Nutrients, 11*(10). https://doi.org/10.3390/nu11102342

156.   Vargas-Garcia, E. J., Evans, C. E. L., Prestwich, A., Sykes-Muskett, B. J., Hooson, J., & Cade, J. E. (2017). Interventions to reduce consumption of sugar-sweetened beverages or increase water intake: evidence from a systematic review and meta-analysis. *Obesity Reviews, 18*(11), 1350–1363. https://doi.org/10.1111/obr.12580

157.   Ventura, A. K., & Worobey, J. (2013, May 6). Early influences on the development of food preferences. *Current Biology*, Vol. 23. https://doi.org/10.1016/j.cub.2013.02.037

158.   Ventura, E. E., Davis, J. N., & Goran, M. I. (2011). Sugar content of popular sweetened beverages based on objective laboratory analysis: Focus on fructose content. *Obesity, 19*(4), 868–874. https://doi.org/10.1038/oby.2010.255

159.   Visram, S., Cheetham, M., Riby, D. M., Crossley, S. J., & Lake, A. A. (2016). Consumption of energy drinks by children and young people: A rapid review examining evidence of physical effects and consumer attitudes. *BMJ Open*, *6*(10), 10380. https://doi.org/10.1136/bmjopen-2015-010380

160.   Volkow, N. D., Wang, G. J., & Baler, R. D. (2011, January). Reward, dopamine and the control of food intake: Implications for obesity. *Trends in Cognitive Sciences*, Vol. 15, pp. 37–46. https://doi.org/10.1016/j.tics.2010.11.001

161.   von Philipsborn, P., Stratil, J. M., Burns, J., Busert, L. K., Pfadenhauer, L. M., Polus, S., ... Rehfuess, E. (2016, July 28). Environmental interventions to reduce the consumption of sugar-sweetened beverages and their effects on health. *Cochrane Database of Systematic Reviews*, Vol. 2016. https://doi.org/10.1002/14651858.CD012292

162.   Vos, M. B., Kaar, J. L., Welsh, J. A., Van Horn, L. V., Feig, D. I., Anderson, C. A. M., ... Johnson, R. K. (2017). Added sugars and cardiovascular disease risk in children: A scientific statement from the American Heart Association. *Circulation*, *135*(19), e1017–e1034. https://doi.org/10.1161/CIR.0000000000000439

163.   Wang, G.-J., Tomasi, D., Convit, A., Logan, J., & Wong, C. T. (2014). BMI Modulates Calorie-Dependent Dopamine Changes in Accumbens from Glucose Intake. *PLoS ONE*, *9*(7), 101585. https://doi.org/10.1371/journal.pone.0101585

164.   Wilmer, L., Jr, S., Mills, R. G., Bigler, C. F., Eaton, R. P., Griffey, R. H., & Vanderjagt, D. L. (1989). Glucose inhibition of human fibroblasts proliferation and response to growth factors is prevented by inhibitors of aldose reductase. *Mechanisms of Ageing and Development*, *47*(3), 265–279. https://doi.org/10.1016/0047-6374(89)90038-9

165.   Winpenny, E. M., Penney, T. L., Corder, K., White, M., & van Sluijs, E. M. F. (2017, November 1). Changes in consumption of added sugars from age 13 to 30 years: a systematic review and meta-analysis of longitudinal studies. *Obesity Reviews*, Vol. 18, pp. 1336–1349. https://doi.org/10.1111/obr.12588

166.   Yoshida, Y., & Simoes, E. J. (2018, June 1). Sugar-Sweetened Beverage, Obesity, and Type 2 Diabetes in Children and Adolescents: Policies, Taxation, and Programs. *Current Diabetes Reports*, Vol. 18. https://doi.org/10.1007/s11892-018-1004-6

167.   Yu, C. J., Du, J. C., Chiou, H. C., Feng, C. C., Chung, M. Y., Yang, W., ... Chen, M. L. (2016). Sugar-sweetened beverage consumption is adversely associated with childhood attention deficit/hyperactivity disorder. *International Journal of Environmental Research and Public Health*, *13*(7), 678. https://doi.org/10.3390/ijerph13070678

168.   Zand, A., Ibrahim, K., & Patham, B. (2018, October 1). Prediabetes: Why Should We Care? *Methodist DeBakey Cardiovascular Journal*, Vol. 14, pp. 289–297. https://doi.org/10.14797/mdcj-14-4-289

169.   Zhang, P., Wang, Q., Nie, L., Zhu, R., Zhou, X., Zhao, P., ... Wang, Q. (2019). Hyperglycemia-induced inflamm-aging accelerates gingival senescence via NLRC4 phosphorylation. *Journal of Biological Chemistry*, *294*(49), 18807–18819. https://doi.org/10.1074/jbc.RA119.010648

170.   Zhao, W., Chen, R., Zhao, M., Li, L., Fan, L., & Che, X. M. (2015). High glucose promotes gastric cancer chemoresistance in vivo and in vitro. *Molecular Medicine Reports*, *12*(1), 843–850. https://doi.org/10.3892/mmr.2015.3522

171.   Zheng, M., Rangan, A., Olsen, N. J., Andersen, L. B., Wedderkopp, N., Kristensen, P., ... Heitmann, B. L. (2015). Substituting sugar-sweetened beverages with water or milk is inversely associated with body fatness development from childhood to adolescence. *Nutrition*, Vol. 31, pp. 38–44. https://doi.org/10.1016/j.nut.2014.04.017